ナースのための

脳・脊髄画像の見かた・読みかた

編集 片岡丈人
札幌西孝仁会クリニック 脳神経外科
釧路孝仁会記念病院 脳神経外科

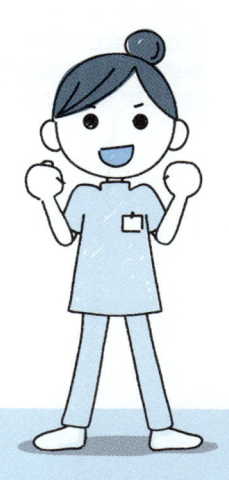

診断と治療社

執筆者一覧

編 集

片岡丈人　札幌西孝仁会クリニック 脳神経外科
　　　　　釧路孝仁会記念病院 脳神経外科

執 筆 (五十音順)

稲垣　徹　釧路孝仁会記念病院 脳神経外科
入江伸介　釧路孝仁会記念病院 脳神経外科
岡﨑敏之　釧路孝仁会記念病院 脳神経外科
片岡丈人　札幌西孝仁会クリニック 脳神経外科
　　　　　釧路孝仁会記念病院 脳神経外科
斉藤　修　釧路孝仁会記念病院 脳神経外科
高平一樹　釧路孝仁会記念病院 脳神経外科
李　泰辰　順心病院 脳神経外科

序　文

　中枢神経は，人間の本質である知性を司り，極めて複雑な形態と機能的局在をもっています．疾患も血管障害，腫瘍，感染症，変性症，先天性疾患，代謝性疾患，外傷など多様です．脳，脊髄のどこに何が起こっているのか，画像診断の果たす役割は重要です．

　MRI，CT，DSA，RI の発展によって，微細構造を観察するだけではなく，病態，病理，機能を画像として捉えることが可能になり，これらを応用することで外科手術，血管内手術，放射線治療，内科的治療の各治療分野も目覚ましい進歩を遂げています．

　新しい撮像方法が次々と臨床応用されるようになって，検査方法が多様化，複雑化し，難しい検査という印象があるかもしれませんが，画像診断には"病気の部分が白や黒，赤や青で表示され，一目瞭然"という特徴があります．検査目的を理解し，基本知識を身につければ，視覚で捉えられる利点はとても大きいと思います．神経疾患に関係する看護師さんが「脳・脊髄画像の見かた・読みかた」の基本知識を身につけることができれば，一刻を争う救急時の迅速な対処，治療方針や看護の要点などを理解する手助けになることでしょう．本書では，イラストではなく実際の画像をできるだけ多く掲載し，パッと見て理解しやすいようにしました．

　最後に，ご執筆いただいた釧路孝仁会記念病院脳神経外科の皆様，画像作成や，正常モデルも引き受けていただいた，孝仁会臨床放射線技師の皆様に，感謝いたします．

2016 年 3 月

札幌西孝仁会クリニック　脳神経外科
釧路孝仁会記念病院　脳神経外科
片岡丈人

Contents

序　文 .... *iii*

執筆者一覧 .... *ii*

略語一覧 .... *x*

第1章　正常画像

- X線画像の見かた(頭部) *2*
- X線画像の見かた(頸椎) *6*
- X線画像の見かた(胸椎) *7*
- X線画像の見かた(腰椎) *8*
- MRIの簡単な原理と注意点 *10*
- MRIの撮像方向 *11*
- T2WI(T2 weighted image) *12*
- FLAIR(fluid attenuated inversion recovery) *13*
- DWI(diffusion-weighted image) *14*
- PDWI(proton density weighted image) *15*
- T1WI(T1 weighted image) *16*
- T2*(T2* weighted image) *17*
- BPAS(basi-parallel anatomical scanning) *18*
- fat suppression *19*
- MR myelography *20*
- black blood imaging *21*
- functional MRI *22*
- MRスペクトロスコピー *23*

- DTI トラクトグラフィ ... *24*
- MR surface rendering ... *25*
- MR SR venography ... *26*
- 頭部 MRI FLAIR（axial） ... *27*
- 頭部 MRI T2WI（coronal） ... *32*
- 頭部 MRI T2WI（sagittal） ... *35*
- MRI 画像の見かた（脊椎・頸椎） ... *37*
- MRI 画像の見かた（腰椎） ... *39*
- MRA 画像表現の方法 ... *41*
- 頭部 MRA（全血管） ... *42*
- 頭部 MRA（内頸動脈正面） ... *43*
- 頭部 MRA（内頸動脈側面） ... *44*
- 頭部 MRA（椎骨脳底動脈正面） ... *45*
- 頭部 MRA（椎骨脳底動脈側面） ... *46*
- MR venography ... *47*
- CT venography ... *48*
- 頭部 MRA / CTA ... *49*
- MRA 画像評価の注意点 ... *50*
- 正常血管の左右差 ... *51*
- 正常血管の後交通動脈の分岐 ... *52*
- 開　窓 ... *53*
- 遺残原始三叉神経動脈 ... *54*
- 頭部 CT bone window ... *55*
- 頭部 CT ... *58*
- 頸椎 CT bone window ... *62*

- 腰椎 CT bone window ······ 64
- 腰椎 3D-CT ······ 65
- CTA の撮影法 ······ 66
- CTA の画像の見かた（正常）······ 67
- CTA の画像の見かた（石灰化）······ 69
- CTA の画像の見かた（CAS 後）······ 70
- 4D-CTA 画像の見かた ······ 71
- DSA の撮影法 ······ 73
- DSA の穿刺部位 ······ 74
- DSA の準備 ······ 75
- DSA の使用機材 ······ 76
- DSA 画像の見かた（頸動脈狭窄測定）······ 77
- DSA でのその他の撮影法 ······ 78
- ^{123}I-IMP SPECT dual table ARG ······ 79
- ^{99m}Tc-HM-PAO ······ 81
- ^{201}TlCl ······ 82
- CT perfusion 画像の見かた ······ 83
- 血管エコー像の見かた ······ 85

第2章 疾患特有の画像

- 脳卒中の分類 ······ 88
- 脳梗塞の分類 ······ 89
- 脳梗塞（ラクナ梗塞）······ 90
- 脳梗塞（アテローム血栓性脳梗塞）······ 91
- 脳梗塞（心原性脳梗塞）······ 92

- 脳梗塞（分枝粥腫病，BAD） ... 93
- 脳梗塞（もやもや病） ... 94
- 脳出血 ... 96
- 高血圧性脳出血のタイプ ... 97
- 高血圧性脳出血（被殻出血） ... 98
- 高血圧性脳出血（視床出血） ... 99
- 高血圧性脳出血（脳幹出血） ... 100
- 高血圧性脳出血（小脳出血） ... 101
- くも膜下出血 ... 102
- 慢性硬膜下血腫 ... 104
- 急性硬膜下血腫 ... 105
- 急性硬膜外血腫 ... 106
- 脳挫傷 ... 107
- 外傷性くも膜下出血 ... 108
- 眼窩骨折 ... 109
- 脳動脈瘤 ... 110
- 左内頸動脈巨大脳動脈瘤 ... 111
- 前交通動脈瘤 ... 112
- 未破裂脳動脈瘤（コイル塞栓術後） ... 113
- 左内頸動脈－後交通動脈分岐部動脈瘤 ... 114
- 椎骨動脈解離性動脈瘤 ... 115
- 脳動静脈奇形（AVM） ... 116
- 硬膜動静脈瘻 ... 118
- 海綿静脈洞部硬膜動静脈瘻 ... 120
- 脊髄硬膜動静脈瘻 ... 121

- ■ 海綿状血管腫 ... 122
- ■ 静脈性血管腫 ... 123
- ■ くも膜嚢胞 ... 124
- ■ 頭蓋内脂肪腫 ... 125
- ■ 髄膜腫 ... 126
- ■ 聴神経腫瘍 ... 128
- ■ 下垂体腺種 ... 130
- ■ 頭蓋咽頭腫 ... 132
- ■ 悪性度の低い神経膠腫(星細胞腫など) ... 134
- ■ 悪性度の高い神経膠腫(神経膠芽腫など) ... 135
- ■ 転移性脳腫瘍 ... 136
- ■ 類表皮腫 ... 138
- ■ 頭蓋内原発悪性リンパ腫 ... 139
- ■ 血管芽細胞腫 ... 140
- ■ 低酸素虚血性脳症 ... 141
- ■ 低血糖性脳症 ... 142
- ■ 高血圧性脳症 ... 143
- ■ Wernicke 脳症 ... 144
- ■ てんかん重積発作 ... 145
- ■ 多発性硬化症(特殊例) ... 146
- ■ 脳膿瘍 ... 147
- ■ Creutzfeldt-Jakob 病(CJD) ... 148
- ■ 脊椎椎間板ヘルニア ... 149
- ■ 脊椎椎間板ヘルニア(前方除圧固定術後) ... 150
- ■ 後縦靱帯骨化症(OPLL) ... 151

- 後縦靱帯骨化症（椎弓形成術後） ……………………………… *152*
- 頸髄髄膜腫 ………………………………………………………… *153*
- 頸髄神経鞘腫 ……………………………………………………… *154*
- 腰椎椎間板ヘルニア ……………………………………………… *155*
- 腰椎椎間板ヘルニア（摘出後） …………………………………… *156*
- 腰部脊柱管狭窄症 ………………………………………………… *157*
- 腰部脊柱管狭窄症（椎弓部分切除後方除圧術後） ……………… *158*
- 脊髄空洞症 ………………………………………………………… *159*

文　献 …………… *160*
索　引 …………… *162*

略語一覧

略字	英語	日本語
ADC	apparent diffusion coefficient	見かけの拡散係数
BPAS	basi-parallel anatomical scanning	
CAS	carotid artery stenting	頸動脈ステント留置術
CBF	Cerebral Blood Flow	脳血流量
CBV	Cerebral Blood Volume	脳血液量
CTA	CT angiography	CTアンギオグラフィ
DSA	digital subtraction angiography	デジタル減算造影(法)
DTI	diffusion tensor image	拡散テンソル画像
DWI	diffusion-weighted image	拡散強調画像
FLAIR	fluid attenuated inversion recovery	フレア(法)
f-MRI	functional MRI	
MIP	maximum intensity projection	最大値投影法
MRS	MR spectroscopy	磁気共鳴スペクトロスコピー
MTT	Mean Transit Time	平均通過時間
PDWI	proton density weighted image	
PSV	peak systolic velocity	収縮期最高速度
SPECT	single photon emission computed tomography	
SR	surface rendering	
TTP	Time to Peak	ピーク到達時間
T1WI	T1 weighted image	T1強調画像
T2WI	T2 weighted image	T2強調画像
T2*WI	T2*(star) weighted image	T2*強調画像
VR	volume rendering	

第 1 章　正常画像

X線画像の見かた（頭部）

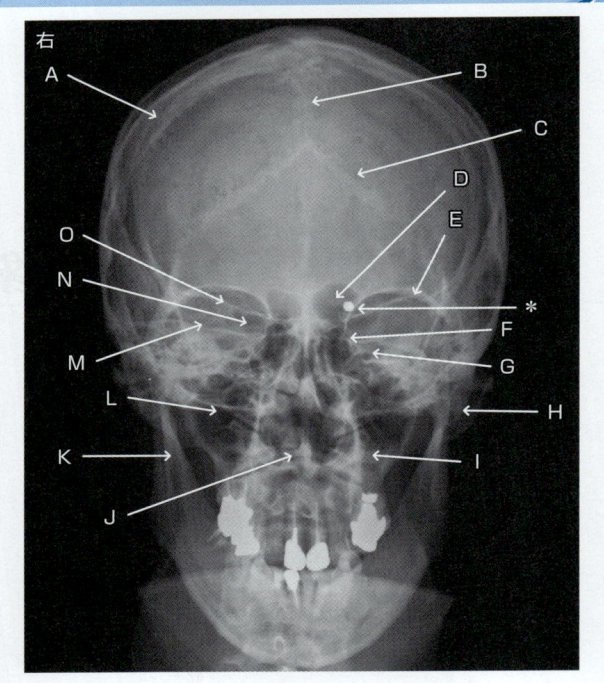

↑ 正面（前－後）方向

A：冠状（コロナル）縫合．B：矢状（サジタル）縫合．C：ラムダ状縫合．
D：前頭洞．E：眼窩上縁．F：篩骨洞．G：正円孔．H：乳様突起．
I：第1頸椎（環椎）．J：第2頸椎（軸椎）歯突起．K：下顎骨．
L：上顎洞．M：錐体骨縁．N：上眼窩裂．O：蝶形骨稜．
＊：塞栓用コイル．

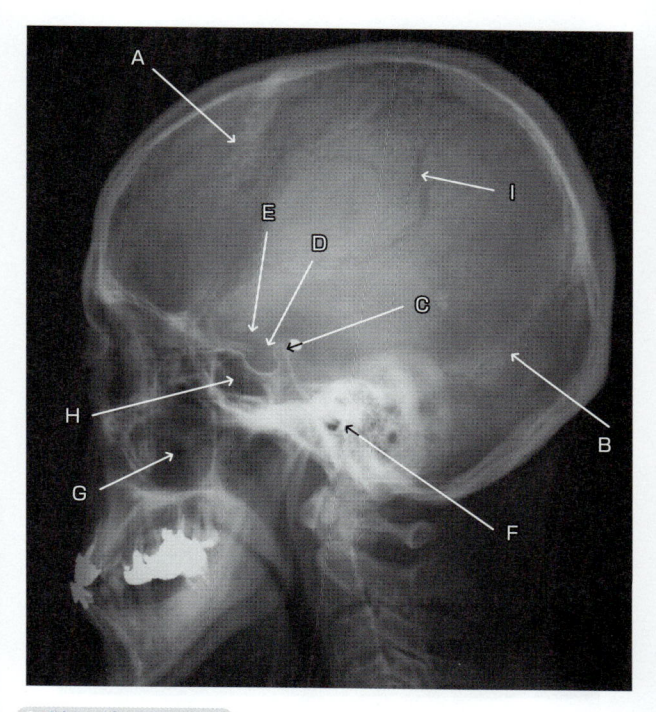

第 1 章 正常画像

↑ 側面（左-右）方向
A：冠状（コロナル）縫合．B：ラムダ状縫合．C：鞍背．D：トルコ鞍．
E：前床突起．F：外耳道．G：上顎洞．H：蝶形骨洞．I：血管溝．

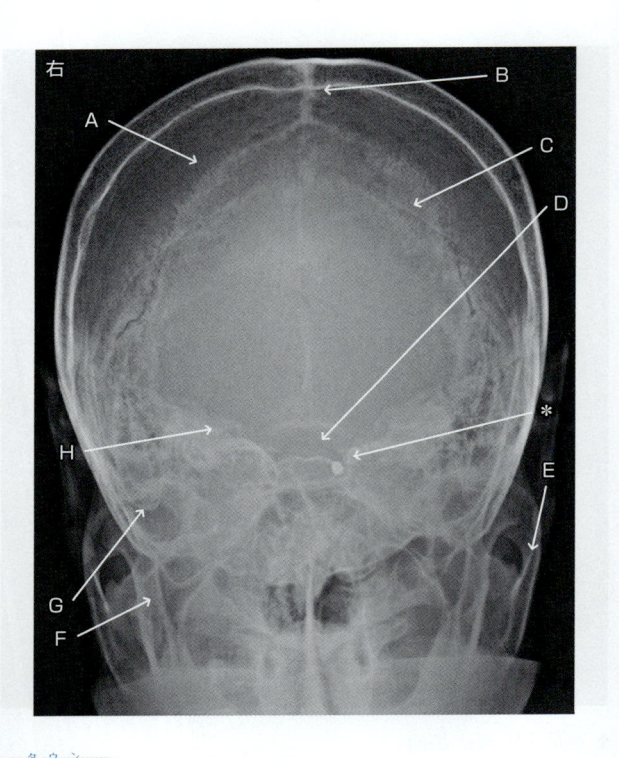

↑ Towne 法

後頭部打撲時の後頭骨骨折の確認に有用．
A：ラムダ状縫合．B：矢状（サジタル）縫合．C：冠状（コロナル）縫合．
D：大後頭孔．E：頬骨．F：下顎骨．G：乳様突起．H：錐体骨．
＊：塞栓用コイル．

第 1 章　正常画像

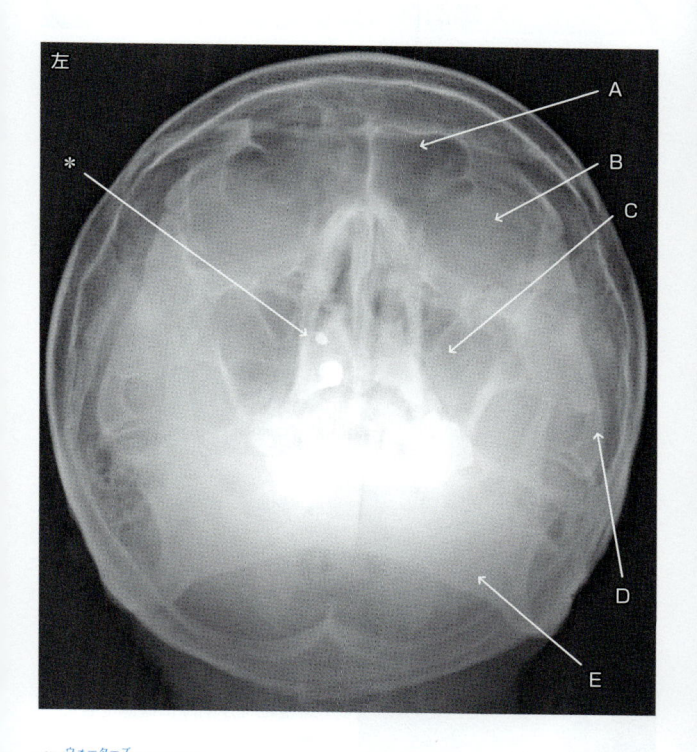

↑ Waters 法立位
左右の確認に注意.
副鼻腔の確認に有用.
A：前頭洞．B：眼窩．C：上顎洞．D：頬骨．E：下顎骨.
＊：塞栓用コイル.

X線画像の見かた（頸椎）

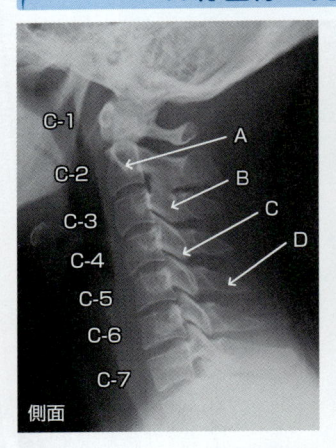

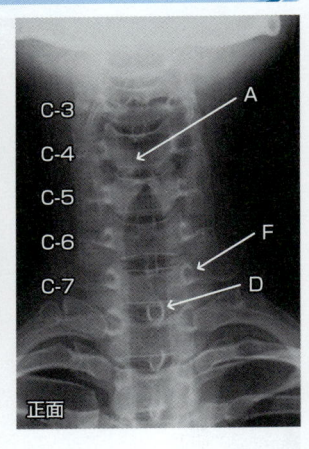

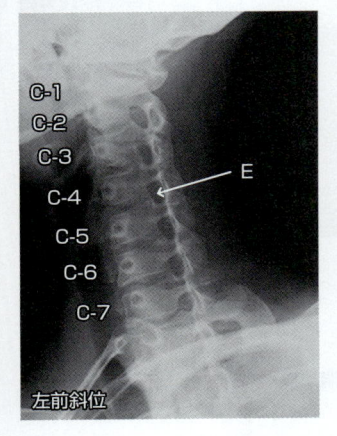

側面

正面

左前斜位

◤ 側面
C-1：第1頸椎（環椎）．
C-2：第2頸椎（軸椎）．
C-3〜C-7：第3〜第7頸椎．

↑ 正面
上位頸椎は，下顎骨の影になり不鮮明．開口位で撮影すると環椎軸椎が明瞭に確認できる．

← 左前斜位
顔は右側を向く．左椎間孔が明瞭に描出される．

A：椎体．B：椎弓．C：椎間関節．D：棘突起．E：椎間孔．F：椎弓根．

第 1 章　正常画像

X線画像の見かた（胸椎）

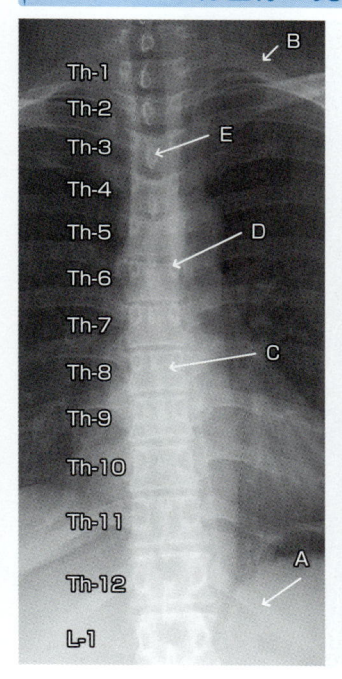

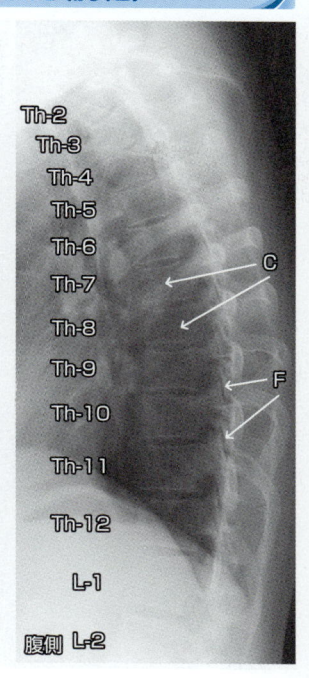

↑ 正面　　**↑ 側面**

　Th-1：第 1 胸椎．L-2：第 2 腰椎．
A：第 12 肋骨．B：第 1 肋骨．C：椎体．D：椎弓根．E：棘突起．
F：椎間関節．

X線画像の見かた（腰椎）

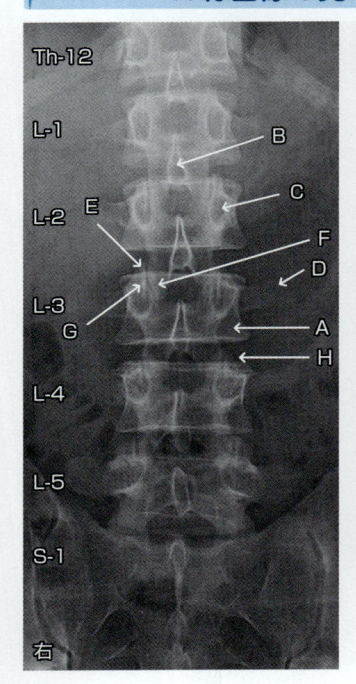

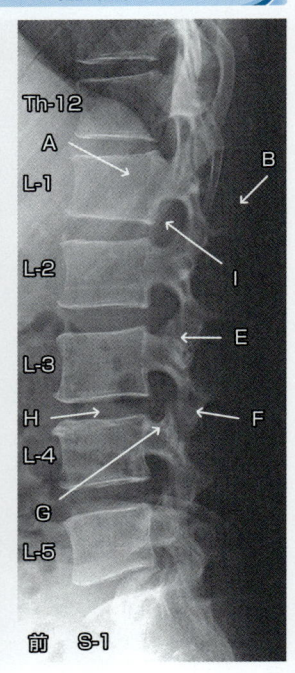

右
前 S-1

↑ 正面　　↑ 側面

　Th-12：第12胸椎．L-1〜L-5：第1〜5腰椎．S-1：第1仙椎．
側面撮影に前屈，後屈を追加し不安定性の評価を行う．
A：椎体．B：棘突起．C：椎弓根．D：肋骨突起．E：椎間関節．
F：下関節突起．G：上関節突起．H：椎間腔．I：椎間孔．

第 1 章　正常画像　9

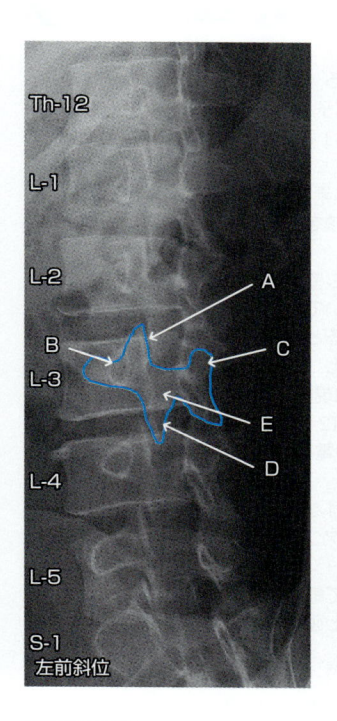

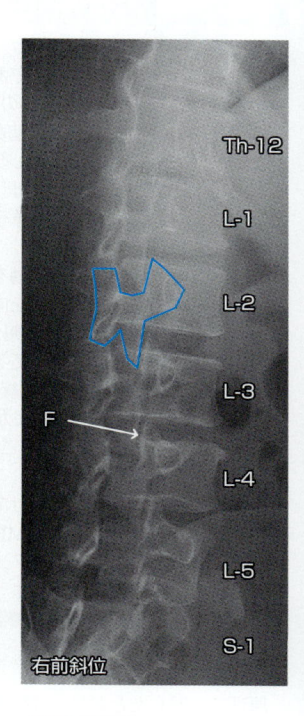

↑ 左前斜位

↑ 右前斜位

　左前斜位では，顔は右側を向く．右椎間関節，右椎弓が明瞭に描出される．青色の線はスコッチテリア像とよばれる．耳は右上関節突起（A），眼は右椎弓根（B），尻尾は左上関節突起（C），前足は右上関節突起（D），体は椎弓（E）．腰椎分離症では首輪の線が認められる．Fは椎間関節．

MRIの簡単な原理と注意点

○プロトンについて

プロトンは本来陽子のことである．原子核を構成するものに，陽子と中性子があり，陽子はすべての原子核に含まれている．原子番号(元素の原子核に存在する陽子の個数)1番の水素原子は陽子1個(中性子がない)と電子1個で構成される．つまり，水素原子核は陽子＝プロトンそのものである．MRIでは水素原子核が重要な役割を果たすため，プロトンというと，水素原子核を指す．

○簡単な原理

プロトンは，個々に回転運動をしていて微弱な磁場を発生しているが，それぞれまちまちな方向を向いており全体では打ち消しあっている．そこに，強力な静磁場をかけるとプロトンの回転運動の向きがそろう．この状態で電磁波を当てると，回転運動の向きが傾き，電磁波を止めると，平衡状態に戻る(緩和現象)．静磁場の方向に対して縦方向の緩和がT1，横方向の緩和がT2で，緩和の速度はプロトンの状態や環境によって異なるので，この電磁波をとらえて画像にしている．

○進化する撮像方法

単純な断面の情報を得るだけではなく，様々な情報が得られるように日々進化している．MRA(MRアンギオグラフィ)による血管画像はもちろん，MRP(MRパーフュージョン)による脳血流測定，MRS(MRスペクトロスコピー)によって細胞の代謝活動を調べることも可能になっている．また，他の機器と画像を融合させて表示することも容易である．

○注意点

原理で説明したとおり，高磁場と電磁波に曝されることになる．

金属製品を室内に持ち込むことは禁忌である．明らかな金属製品と思われないものの中に，微量の金属が含有されていて，電磁波に曝されて発熱することがあるので注意が必要である．施設ごとにチェックリストを作成し，複数回のチェックを行う習慣をつけることが必要である．

MRI の撮像方向

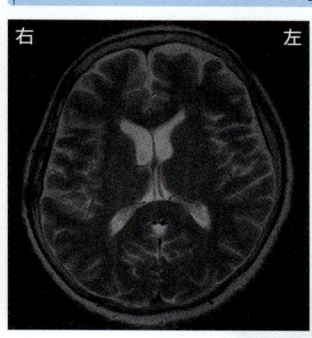

← axial（アキシャル）
- 軸位断.
- 体の軸に対して直交する断面.
- 足側から頭頂側を見上げる画像.

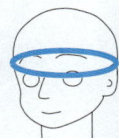

→ coronal（コロナル）
- 冠状断.
- 前額面に平行.
- 被験者と向き合っている画像.

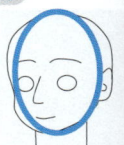

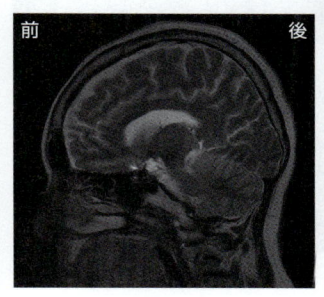

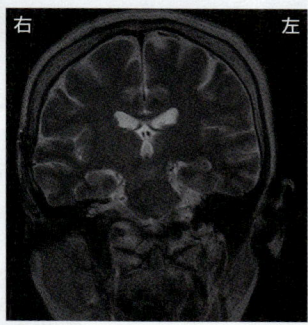

← sagittal（サジタル）
- 矢状断.
- 前額面に直交.
- 被験者を横から見る画像.

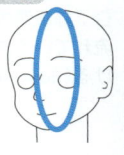

T2WI (T2 weighted image)

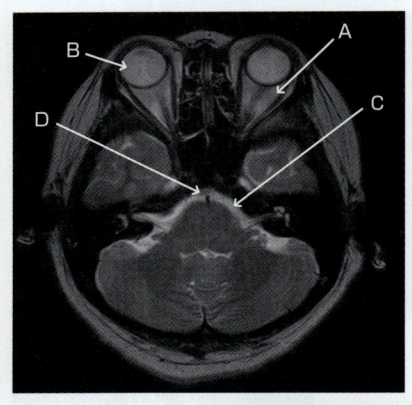

○T2強調画像

水（髄液）は高信号（白）で描出される．脂肪も高信号（白）．脳浮腫など，多くの病巣が高信号（白）で描出される．出血は時間経過とともに高信号となる．血管は黒く抜けて見える（flow void）．

A：眼窩内の脂肪（高信号）．
B：硝子体（高信号）．
C：橋前方の脳槽内の髄液（高信号）．
D：髄液に囲まれた脳底動脈の flow void．
E：側脳室内の髄液（高信号）．
F：脳溝内の髄液（高信号）．
G：静脈洞内を血液が流れているため黒く抜ける（flow void）．

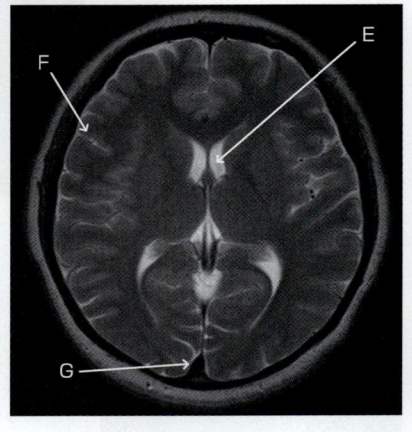

FLAIR (fluid attenuated inversion recovery)

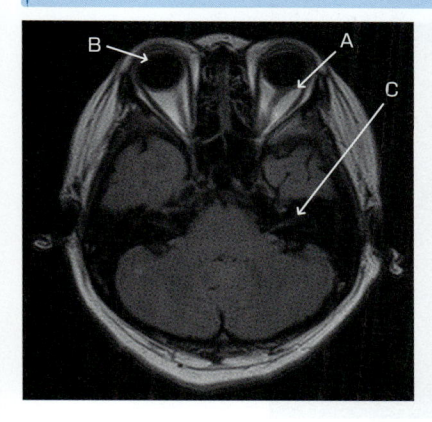

●水抑制画像

水の信号を抑制したT2強調画像．ラクナ梗塞の慢性期は低信号（黒），白質脳症は高信号（白）で両者の鑑別が容易．髄液が黒くなるため，くも膜下出血で血液が混入した場合に高信号に描出される．血管のflow voidは検出されにくいが，脳塞栓症で血液が停滞すると高信号に変化する．

A：眼窩内の脂肪（高信号）．
B：硝子体（低信号）．
C：顔面神経，聴神経．
D：側脳室内の髄液（低信号）．
E：脳溝内の髄液（低信号）．
F：静脈洞内を血液が流れているため黒く抜ける（flow void）．

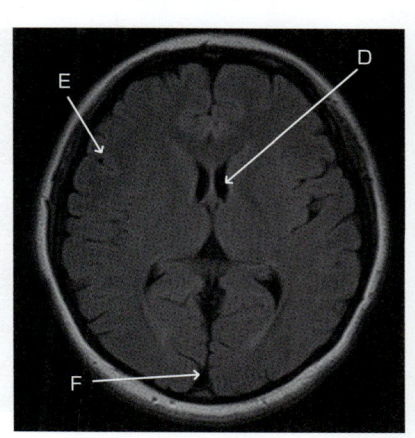

DWI (diffusion-weighted image)

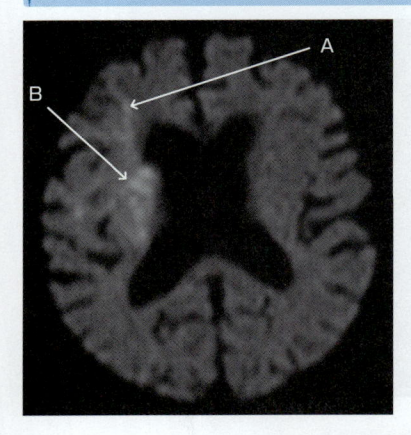

○拡散強調画像

水分子の拡散運動を画像化したもの．拡散が障害されると高信号となる．脳梗塞の診断に不可欠で早期に高信号となる．周囲の正常部分とのコントラストが強く，診断が容易．

脳膿瘍でも被膜内部の内容物が高信号となる．細部密度の高い悪性リンパ腫でも高信号．

上図は右中大脳動脈閉塞症，発症3時間後．

右前頭葉皮質下に高信号を認める(A)．右尾状核に高信号を認める(B)．発症からの時間が早く高信号は淡い．

下図は発症24時間後．

右中大脳動脈は再開通している．高信号が明瞭(C)．梗塞に陥らず高信号が改善(D)．

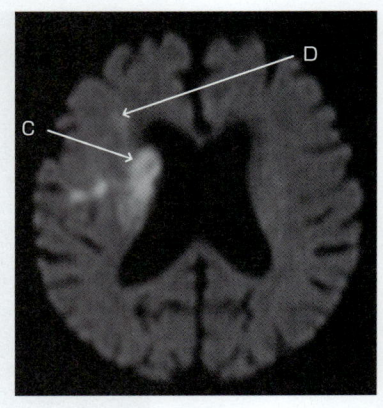

第1章 正常画像

PDWI（proton density weighted image）

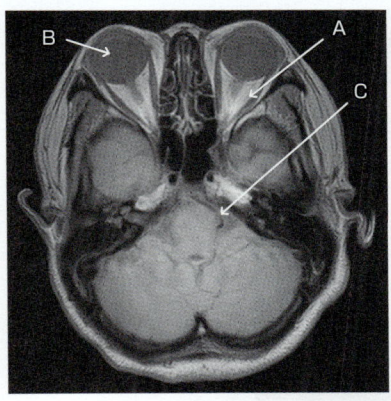

●プロトン密度強調画像

プロトン＝陽子の密度を画像化したもの．脂肪，水，脳実質が高信号となる．

血管のflow voidが末梢までとらえやすく，脳動静脈奇形（AVM），硬膜動静脈瘻などのシャントを有する疾患で有用．

A：眼窩内の脂肪（高信号）．
B：硝子体（やや高信号）．
C：脳底動脈のflow void（低信号）．
D：側脳室内の髄液（等～低信号）．
E：中大脳動脈末梢のflow void（低信号）．

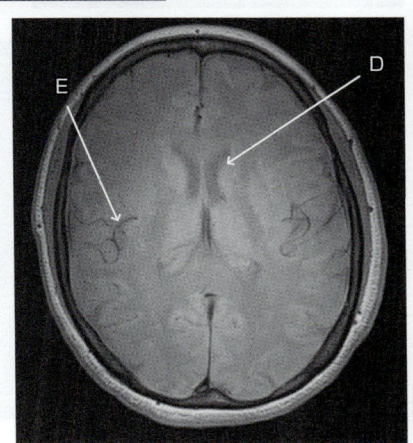

T1WI (T1 weighted image)

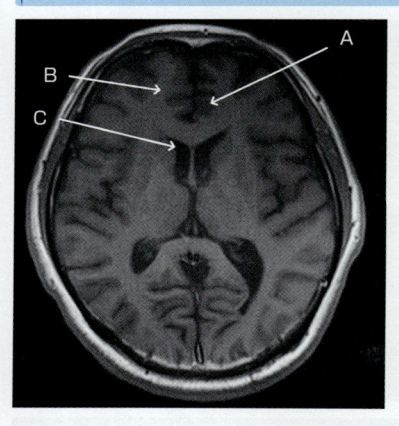

T1 強調画像

脂肪は高信号(白),水は低信号(黒)に描出される.大脳皮質と白質などの解剖学的な構造が捉えやすい.

造影 MRI で使用される撮影方法.脳腫瘍に用いられることが多く,造影の場合,多方向から撮影されたり,薄いスライスで撮像されることがある.

上図は非造影.
A:大脳皮質(軽度低信号).
B:大脳白質(軽度高信号).
両者の境界が明瞭.
C:脳室内の髄液(低信号).
下図は造影.
D:髄膜腫.
E:脳表静脈.
F:脈絡叢.
G:硬膜.
血液性分の多い組織が造影されて高信号となる.

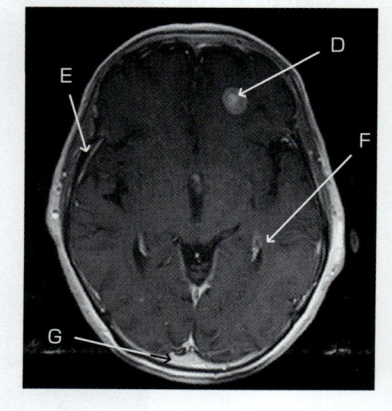

T2* (T2* weighted image)

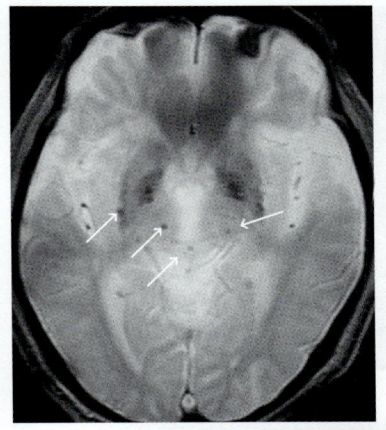

○ T2スター

出血性病変の検出力が極めて高信号(黒)となる.

慢性期出血巣の確認や無症候性微小出血の検出に優れている.

→は散在する無症候性微小出血(micro bleeds).

A：古い脳幹出血の痕跡.

血腫が吸収され，赤血球内の鉄分が周辺組織に沈着し強調されている.

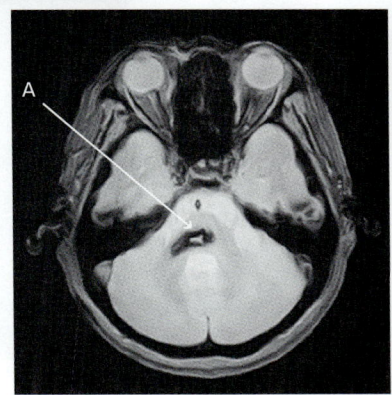

BPAS (basi-parallel anatomical scanning)

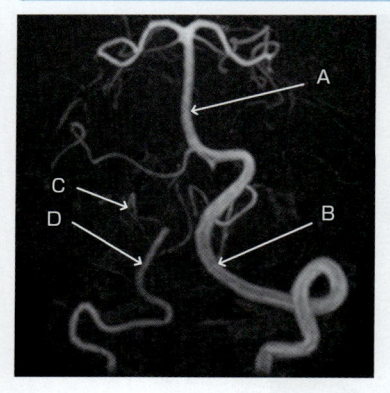

● BPAS

脳槽内脳底動脈の走行に合わせた，inverted heavy T2 weighted image[1].

脳槽内に存在する構造物の影絵を見ているイメージ．

血管の外形を観察することで，椎骨動脈解離の診断や，一側の椎骨動脈が欠損，低形成の場合に，後天的に閉塞したかの鑑別に有用．

上図は MRA.
A：脳底動脈．
B：左椎骨動脈．
C：後下小脳動脈（PICA）．
D：右椎骨動脈（細く PICA 分岐部末梢で消失）．

下図は BPAS（同一症例）．
E：左椎骨動脈．
F：右椎骨動脈（MRA に比べて太く，元々は太い椎骨動脈だったことがわかる）．
G：解離性動脈瘤（過去に出血しコイル塞栓されている）．
H：右椎骨動脈末梢．

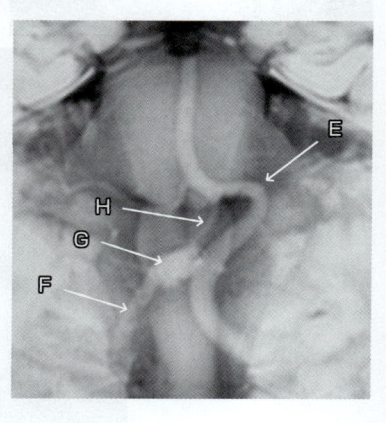

fat suppression

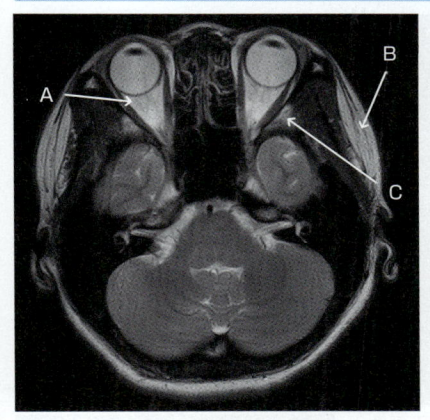

●脂肪抑制法

MRIでは,脂肪組織が高信号(白)となるため,病変と区別しにくい.脂肪の信号を抑制し区別する方法.

各種撮影(T2WI, T1WI)に組み合わせて撮像する.

外傷などで出血と脂肪の鑑別に有用である.

上図は通常のT2WI.
下図は脂肪抑制T2WI.
A:眼窩内脂肪.
B:皮下脂肪.
C:骨髄内脂肪.

通常のT2WIでは高信号となるが,脂肪抑制をかけると低信号となる.

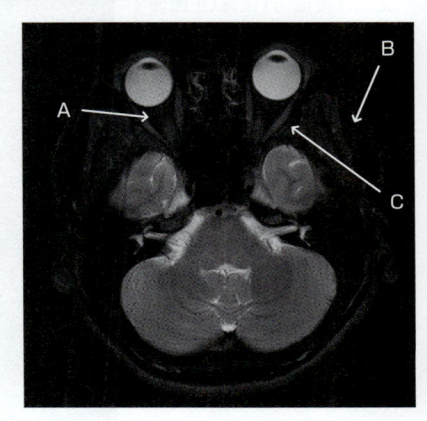

MR myelography

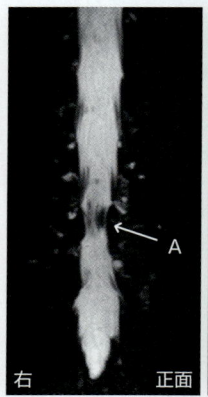

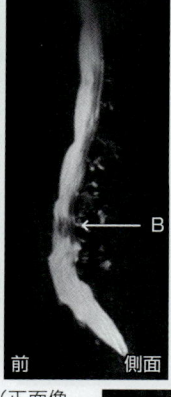

● MR ミエログラフィ

脊柱管内の脊髄液の信号を強調した画像．脊柱管内の占拠性病変の確認に有用．神経根内の脊髄液も描出可能．

造影剤を使用する印象を受けるかもしれないが，実際に脊髄内に造影剤を注入することはない．

3D 画像，2D 画像が自由に作成できる．

上図は腰椎 3D 画像（正面像・側面像）．

第 3 腰椎椎間板ヘルニア．左側から圧排され，髄液が減少している（A）．また，後方から圧排されている（B）．

下図は胸腰椎 2D 画像（冠状断）．

C：脊髄．
D：神経根鞘．
E：神経根．
F：脊髄硬膜動静脈瘻の蛇行する異常血管．

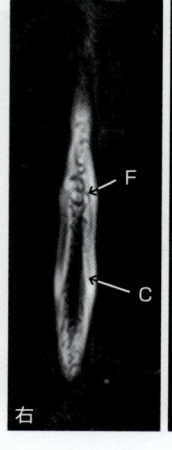

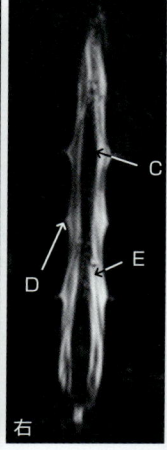

black blood imaging

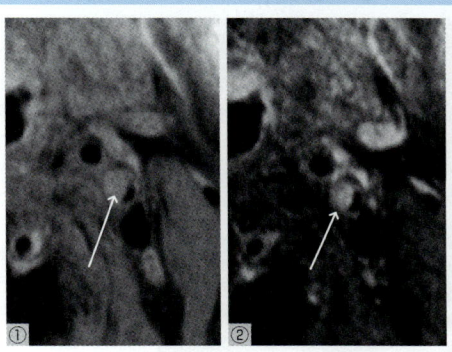

○ブラックブラッド[2)]

動脈硬化性プラークの性状評価を行うための，撮像方法．

血管内腔の信号を抑制する．図①は脂肪抑制 T1WI．図②は脂肪抑制 T2WI．図①・②の→は内頸動脈内のプラークを示している．

表1 頸動脈プラークの性状と信号強度

		脂肪抑制 T1WI	
		iso-low intensity	high intensity
脂肪抑制 T2WI	high intensity	脂質コア	脂質コア 出血
	iso-low intensity	線維組織 石灰化	出血

〔渡邊祐司, 他：頸動脈プラークの MR イメージング．J Jpn Coll Angio 2011; 51: 89-94.〕

functional MRI

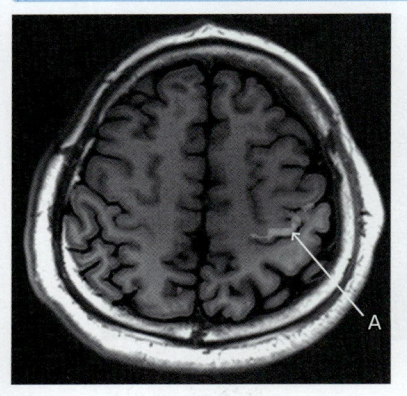

f-MRI

脳神経機能の局在を評価する方法．例えば，言語野や，運動野の位置を同定することで，手術によって起こりうる症状を推測することに役立てることができる．

何らかの課題（タスク）を被験者に実行させて，脳血流量の微妙な変化を捉え，血流が上昇した部位を任意のMRI画像に投影する．

上図は，右手の離握手を繰り返し行うタスクを実行させ，T1WIに血流上昇部位を投影したもの．Aの部位が，右手を動かす一次運動野であることがわかる．

下図は，実際の血流変化をグラフ化している．Bは安静，Cはタスク実行時．

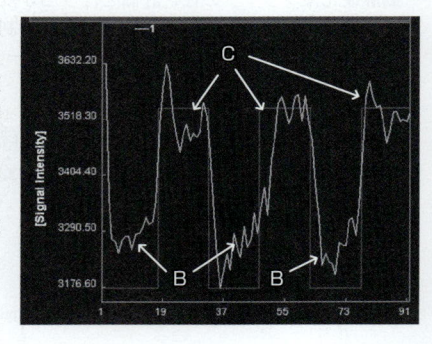

第 1 章　正常画像　　23

MR スペクトロスコピー

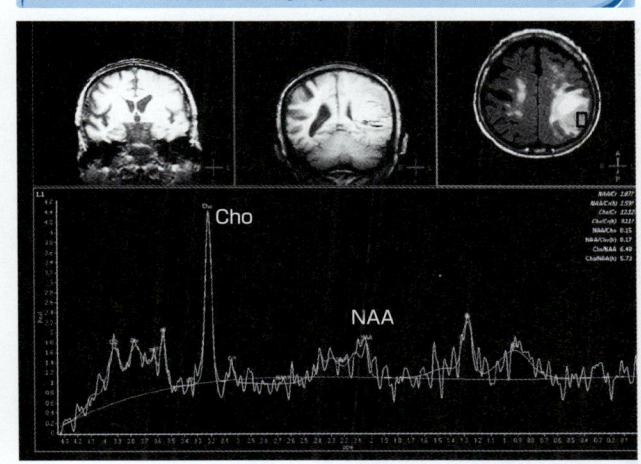

●MR スペクトロスコピー（MRS）[3]

プロトン画像を元に，代謝物質を観察する．グラフによって表され，脂質（Lip），乳酸（Lac），N-アセチルアスパラギン酸（NAA），コリン（Cho），ミオイノシトール（MI），クレアチニン（Cre）などが検出可能である．

NAA は神経細胞に認められるので，正常な神経細胞が破壊されると減少する．コリンは細胞膜の代理マーカーで，上昇は細胞の破壊と増生に関係する．グルコース代謝の障害によって乳酸が上昇する．

脳原発性腫瘍では，Lip，Lac，Cho，MI が上昇し，NAA が低下する．転移性脳腫瘍では，Lip，Lac，Cho が上昇し，NAA が低下ないし消失する．膿瘍では Lac が上昇し，NAA，Cre，Cho が消失する．

DTI トラクトグラフィ

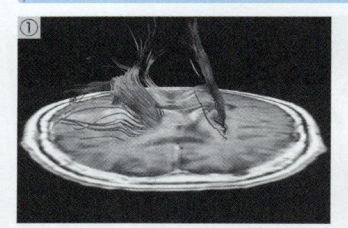

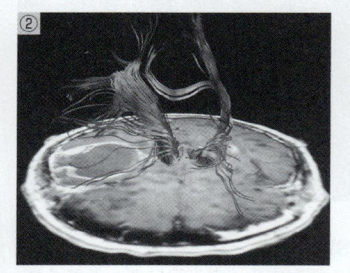

◯DTI トラクトグラフィ[4]

　DTI（diffusion tensor image，拡散テンソル画像）を用いた，トラクトグラフィ（神経線維束画像）にて，脳実質内（白質内）の神経線維に沿った水分子の拡散を画像化している．

　錐体路線維，視放線，交連線維の描出が可能である．

　図①・②・③は脳腫瘍例の錐体路線維を可視化している．実際の画像では線維はカラーで表示されている．任意の高さで軸位断と融合させることで，線維の走行と腫瘍の位置関係が把握できる．

　図④は冠状断との融合画像である．

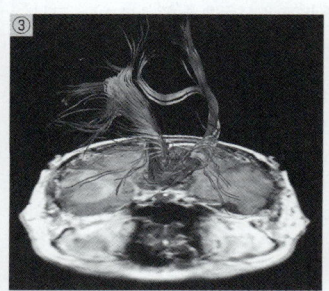

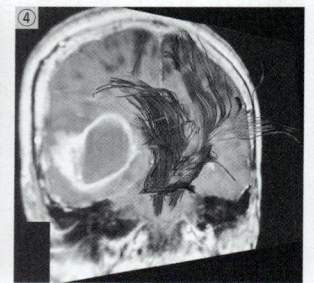

第1章 正常画像　25

MR surface rendering

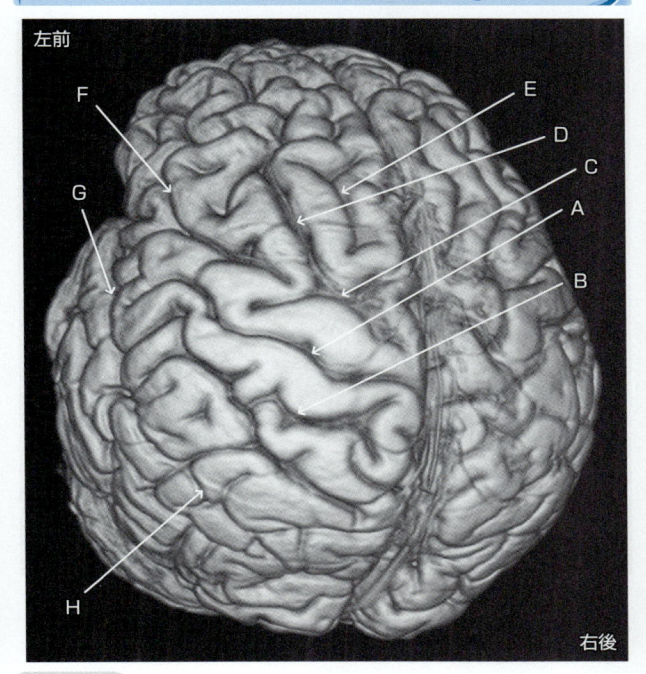

左前

右後

↑ 脳回-3D
　左後方から見下ろしている.
A：中心溝. B：中心後溝. C：中心前溝. D：上前頭溝.
E：中前頭溝. F：下前頭溝. G：シルビウス裂. H：頭頂間溝.

Memo
　surface rendering(SR)は物体のある閾値以上の表面の3D画像を作る方法.

MR SR venography

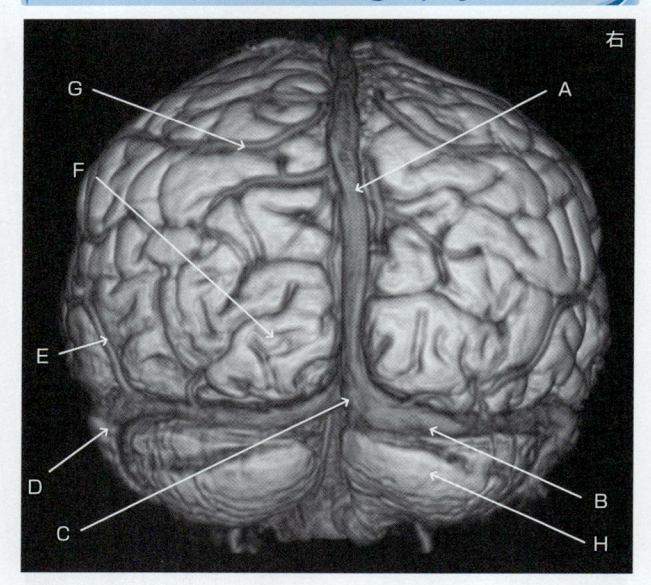

↑ 脳回＋脳静脈洞-3D

後方から脳後面を見ている.

A：上矢状静脈洞(SSS). B：右横静脈洞. C：静脈洞交会.
D：左S状静脈洞. E：Labbé静脈. F：左後頭葉.
G：上大脳静脈. H：右小脳半球.

Memo

volume rendering(VR)は物体の透明度を変えて内部も 3D で表示させる方法.

頭部 MRI FLAIR (axial)

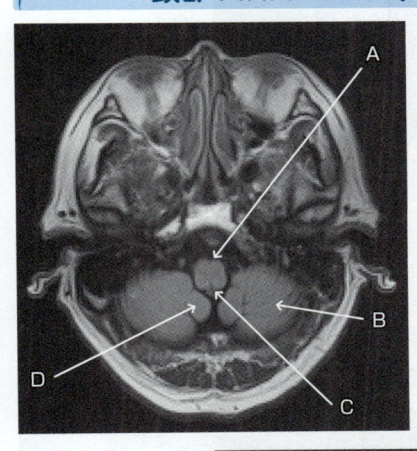

A：延髄.
B：小脳半球.
C：Magendie 孔から脊髄中心管へ連続.
D：小脳扁桃.

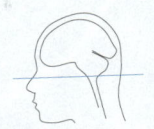

E：視神経.
F：側頭葉.
G：第4脳室外側孔（Luschka 孔）.
H：小脳虫部.
I：大槽.
J：聴神経.

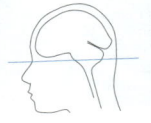

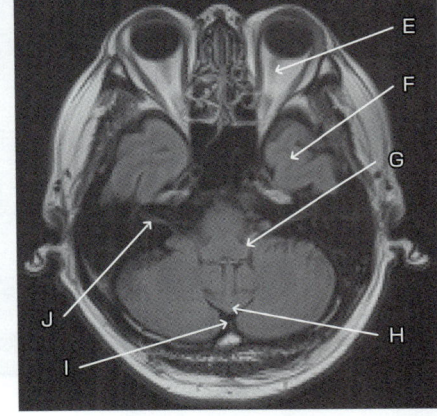

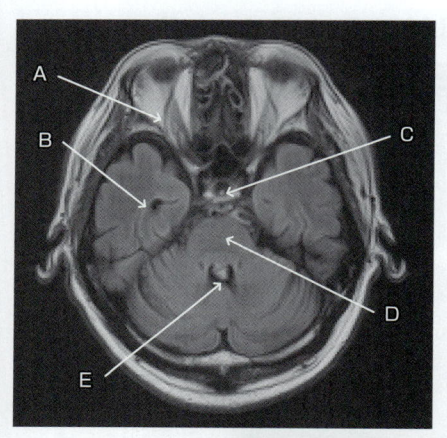

A：上眼静脈の flow void.
B：側脳室側頭角（下角）.
C：下垂体柄.
D：橋.
E：第4脳室.

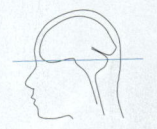

F：前頭葉.
G：大脳脚.
H：側脳室側頭角（下角）.
I：迂回槽.
J：下丘.
K：海馬.
L：視索.

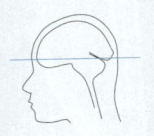

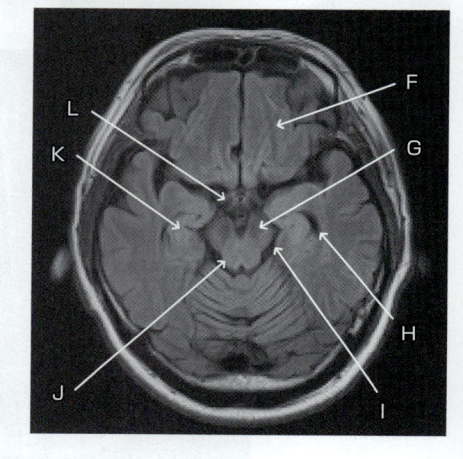

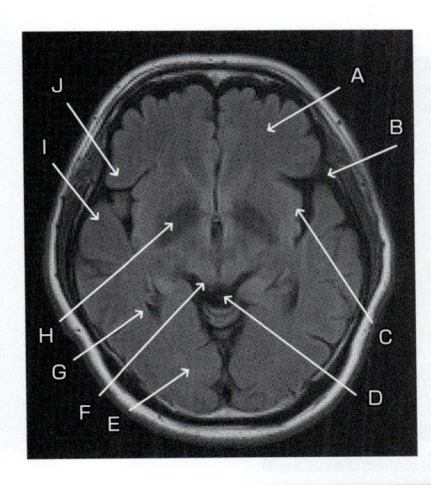

第 1 章 正常画像

A：前頭葉.
B：シルビウス裂 (外側溝).
C：島.
D：四丘体槽.
E：後頭葉.
F：上丘.
G：側脳室後角.
H：淡蒼球.
I：側頭弁蓋.
J：前頭弁蓋.

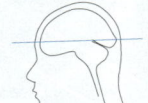

K：側脳室前角.
L：Monro 孔.
M：第 3 脳室.
N：脳梁 (膨大).
O：視放線.
P：視床.
Q：被殻.
R：尾状核.
S：脳梁膝.

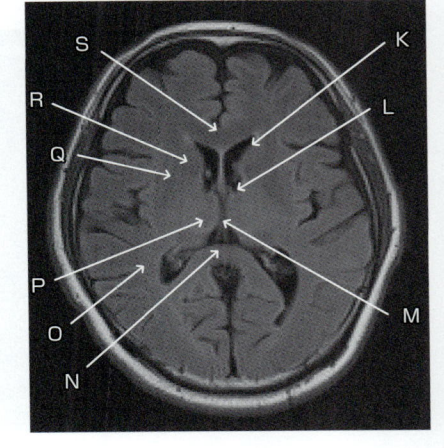

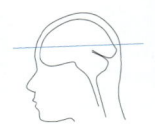

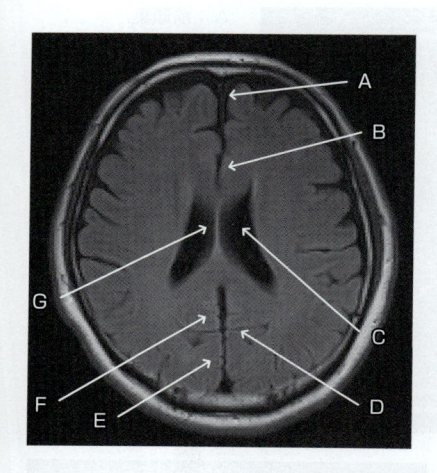

A：大脳半球間裂.
B：帯状回.
C：側脳室体部.
D：頭頂後頭溝.
E：後頭葉.
F：頭頂葉.
G：透明中隔.

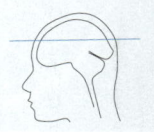

H：中心溝.
I：半卵円中心.
J：中心前回.

Memo

脳のシワは脳溝 sulcus（サルカス）.

脳溝と脳溝に挟まれた単位を脳回 gyrus（ジャイラス）.

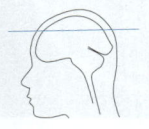

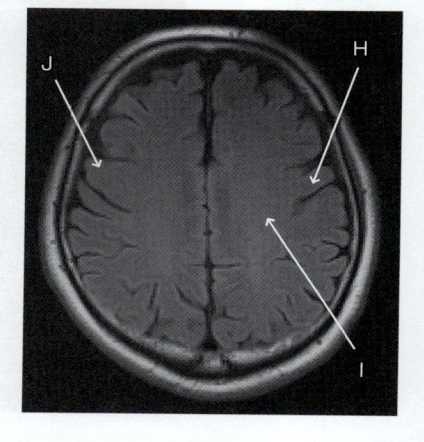

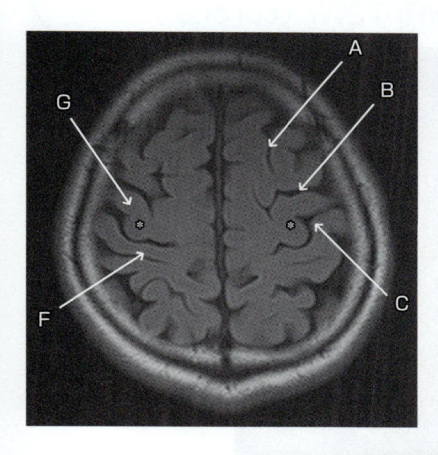

第 1 章 正常画像

A：上前頭溝．
B：中心前溝．
C：中心溝（セントラルサルカス）．
D：帯状溝後枝．
E：中心傍小葉．
F：中心後回．
G：中心前回．

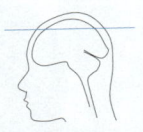

Memo

中心溝よりも前方が前頭葉，後方が頭頂葉．中心溝は逆Ωの形状をしており，上図の＊の部分は手の一次運動野である．

中心後回は一次体性感覚野である．

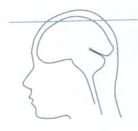

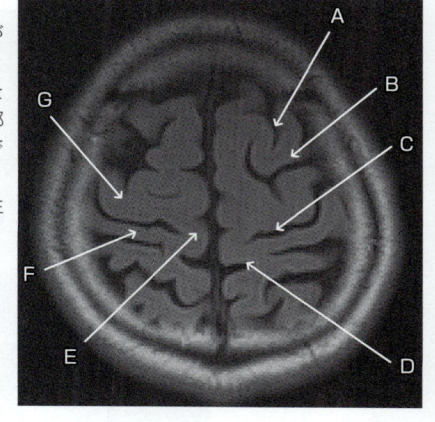

頭部 MRI T2WI (coronal)

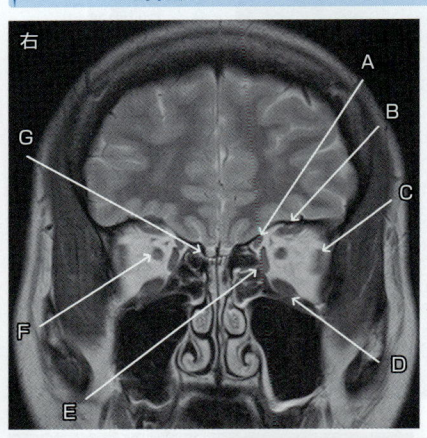

右

A：上斜筋.
B：上直筋.
C：外側直筋.
D：下直筋.
E：内側直筋.
F：視神経.
G：嗅索.

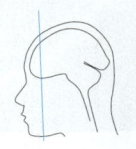

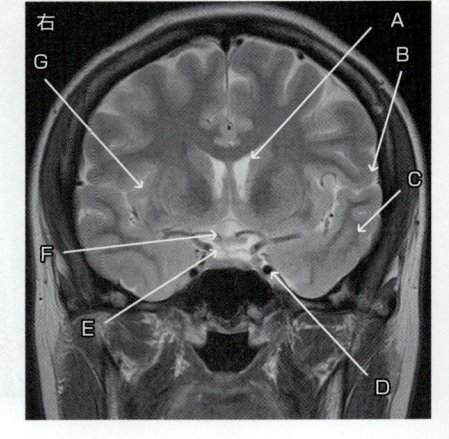

A：左側脳室前角.
B：シルビウス裂.
C：側頭葉.
D：左内頸動脈.
E：下垂体柄.
F：視交叉.
G：島.

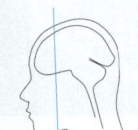

右

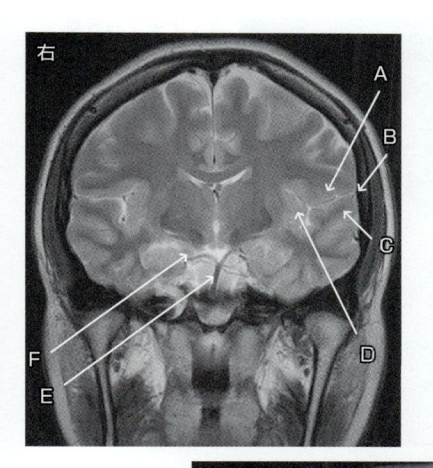

第1章 正常画像　33

A：前頭弁蓋.
B：シルビウス裂.
C：側頭弁蓋.
D：島.
E：脳底動脈.
F：海馬.

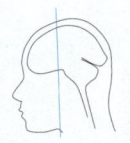

A：脳梁.
B：帯状回.
C：三半規管.
D：側脳室下角.
E：橋.
F：内耳道.

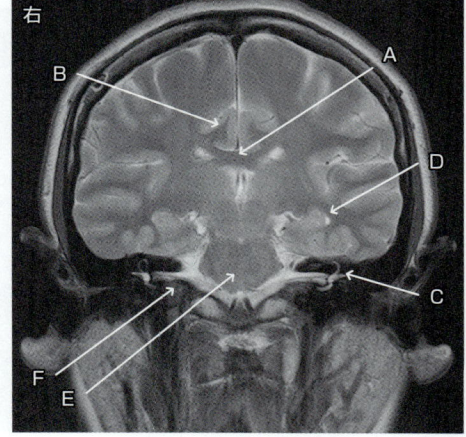

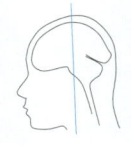

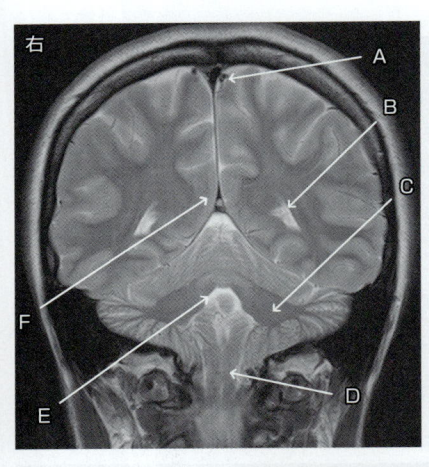

A：上矢状静脈洞.
B：側脳室後角.
C：小脳(歯状核).
D：頚髄(中心溝).
E：第4脳室.
F：直静脈洞.

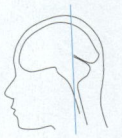

A：上矢状静脈洞.
B：直静脈洞.
C：歯状核.
D：小脳虫部.
E：大槽.

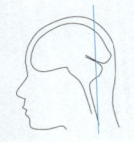

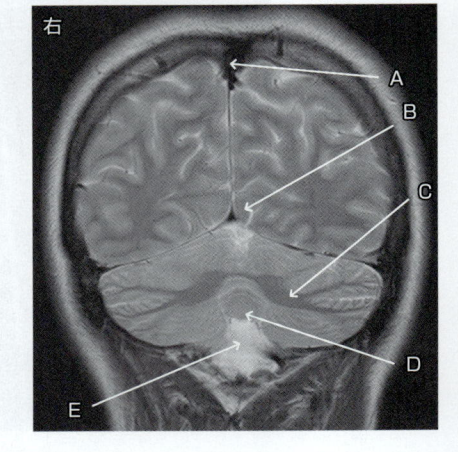

頭部 MRI T2WI (sagittal)

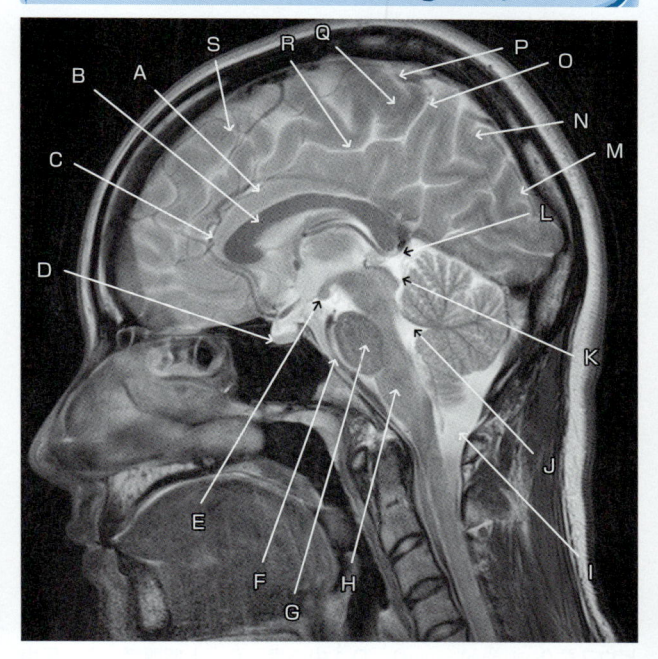

A：帯状回．B：脳梁．C：前大脳動脈．D：下垂体．E：乳頭体．F：脳底動脈．G：橋．H：延髄．I：大槽．J：第4脳室．K：蓋板．L：四丘体槽．M：楔部．N：前楔部．O：帯状回縁溝．P：中心溝．Q：傍中心小葉．R：帯状溝．S：上前頭回．

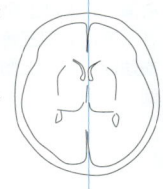

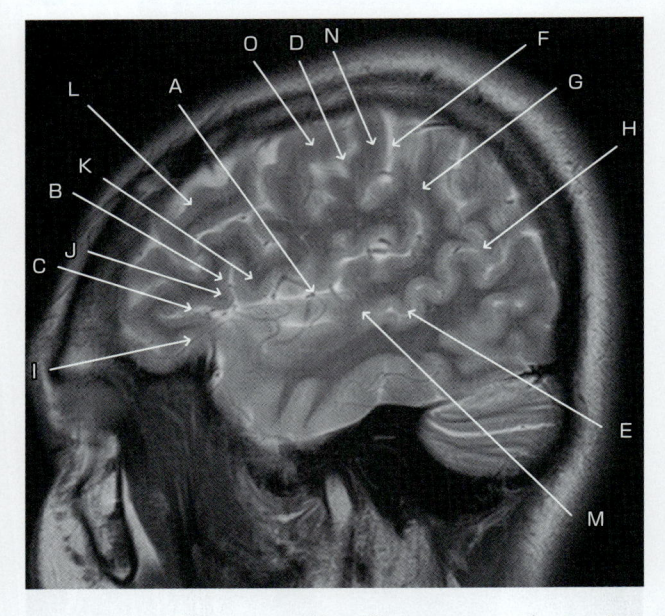

A：シルビウス裂．B：シルビウス裂(ascending ramus)．C：シルビウス裂(horizontal ramus)．D：中心溝．E：上側頭溝．F：後中心溝．G：縁上回．H：角回．I：下前頭回眼窩部．J：下前頭回三角部．K：下前頭回弁蓋部．L：中前頭回．M：上側頭回．N：中心後回．O：中心前回．

MRI画像の見かた（脊椎・頸椎）

→ 全脊椎 MRI T2WI sagittal

脊椎は頸椎，胸椎，腰椎，仙骨で構成され，頸椎は7椎体，胸椎は12椎体，腰椎は5椎体（まれに6椎体）ある．

脊髄は延髄から連続して脊柱管（脊椎内）の中に下方に伸び，各椎体レベルで神経根を分岐．成人の場合，第1腰椎もしくは第2腰椎レベルで神経根に枝分かれし，馬尾神経を形成する．

頸椎椎体間には椎間板が存在し，クッションの役割を担う．椎体・椎間板背側には後縦靱帯，椎弓腹側には黄色靱帯が脊椎を支持している．

脊髄は脳と同様に硬膜内が脳脊髄液で満たされる．

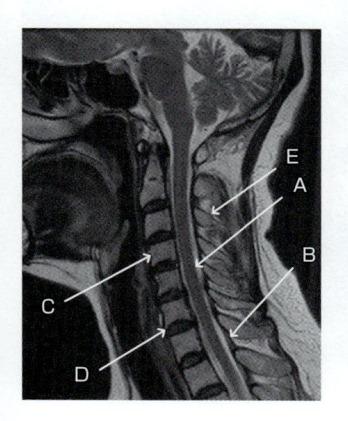

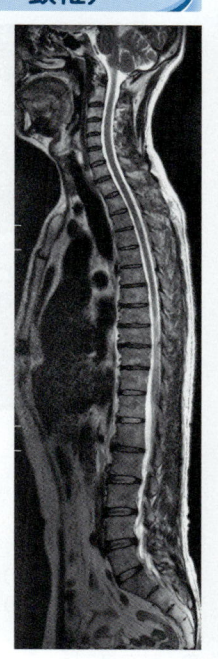

← 頸椎 MRI T2WI sagittal

A：脊髄．
B：脳脊髄液（高信号）．
C：第4頸椎椎体．
D：椎間板．
E：椎弓．

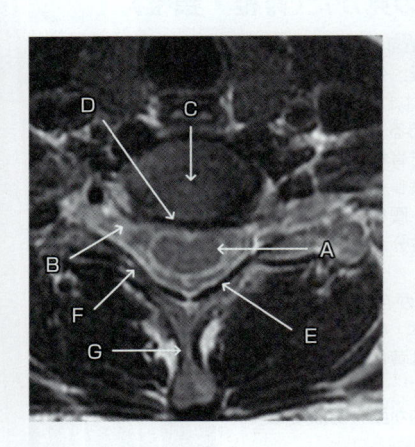

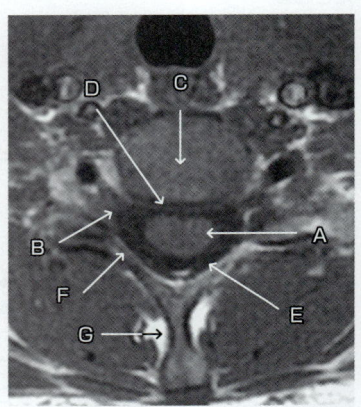

← MRI T2WI axial
A：脊髄.
B：神経根.
C：椎体.
D：後縦靱帯(低信号).
E：黄色靱帯(低信号).
F：椎弓.
G：棘突起.

→ MRI T1WI axial
A：脊髄.
B：神経根.
C：椎体.
D：後縦靱帯(低信号).
E：黄色靱帯(低信号).
F：椎弓.
G：棘突起.

MRI 画像の見かた（腰椎）

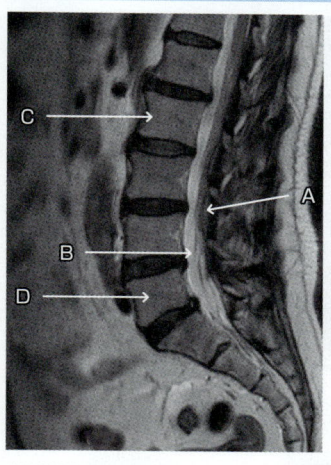

← MRI T2WI axial
A：馬尾神経．
B：脳脊髄液（高信号）．
C：第5腰椎椎体．
D：椎間板．

→ MRI T2WI axial
A：馬尾神経．
B：脳脊髄液（高信号）．
C：椎体．
D：黄色靱帯（低信号）．
E：棘突起．
F：上関節突起．
G：下関節突起．

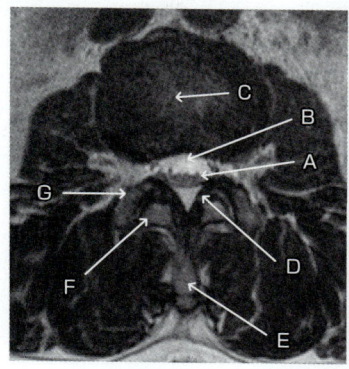

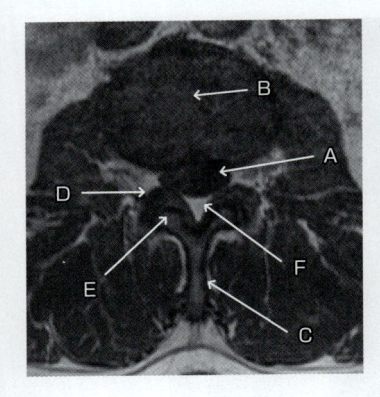

← MRI T1WI axial
A：硬膜管.
B：椎体.
C：棘突起.
D：上関節突起.
E：下関節突起.
F：硬膜外脂肪層（高信号）.

MRA 画像表現の方法

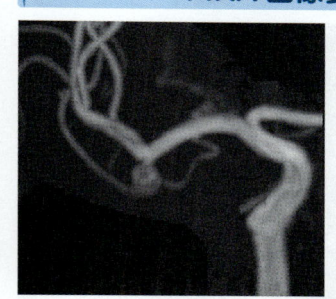

← 3D-MIP

最大値投影法 (maximum intensity projection).

CTA, MRA で使用される.

→ 3D surface rendering

影を付けたり, 明るくするなど, 立体感を出すように, 表面を加工している.

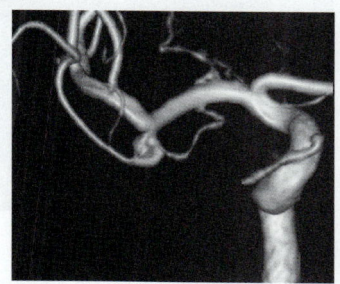

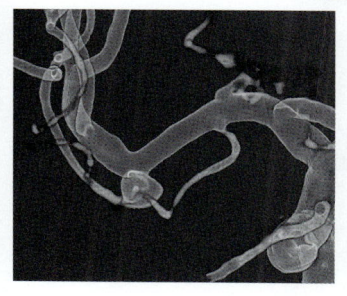

← 3D translucent

血管の表面を, 半透明に表現する方法.

血管の分岐位置や, 動脈瘤開口部の向きを確認する場合に有用.

頭部 MRA（全血管）

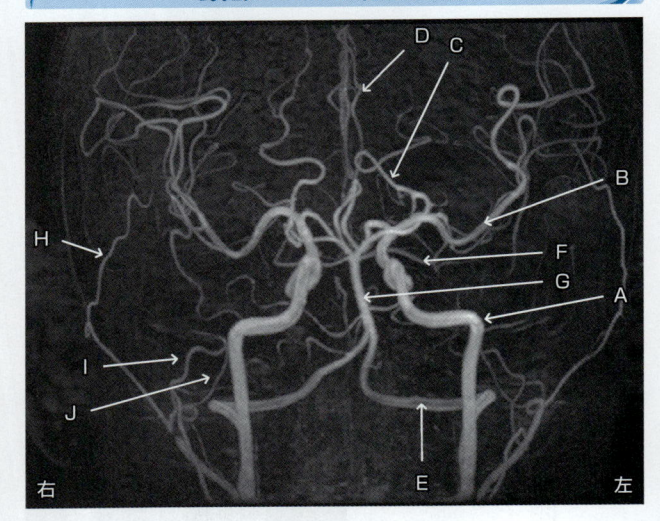

↑ 3D-MIP

正面から頭部全体を観察している．

A：内頸動脈．B：中大脳動脈．C：後大脳動脈．D：前大脳動脈．
E：椎骨動脈．F：上小脳動脈．G：脳底動脈．H：浅側頭動脈．
I：後頭動脈．J：中硬膜動脈．

Memo

脳底動脈，前交通動脈以外の血管は左右対で存在するが，しばしば一側の低形成を認める．

頭部 MRA（内頸動脈正面）

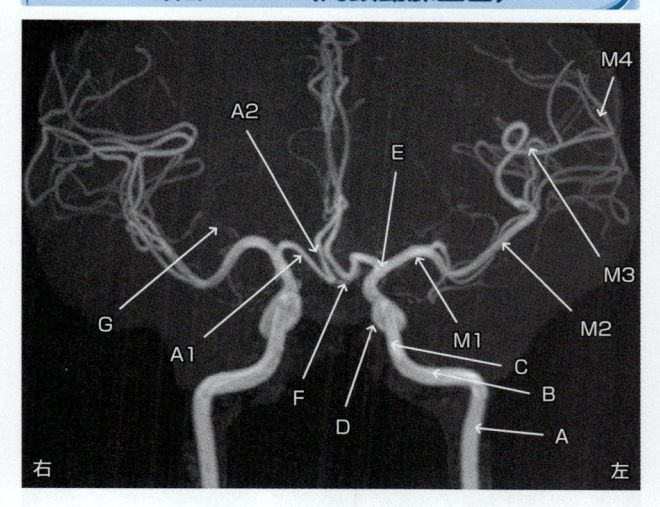

↑ 3D-MIP

内頸動脈のみを正面から観察．

A：内頸動脈．B：内頸動脈錐体部．C：内頸動脈前海綿静脈洞部．D：内頸動脈海綿静脈洞部．E：内頸動脈終末部（前大脳動脈，中大脳動脈分岐点）．F：前交通動脈（Acom）．G：外側線条体動脈（LSA）．M1：中大脳動脈水平部．M2：中大脳動脈島部．M3：中大脳動脈弁蓋部．M4：中大脳動脈皮質部．A1：前大脳動脈水平部．A2：前大脳動脈垂直部．

頭部 MRA（内頸動脈側面）

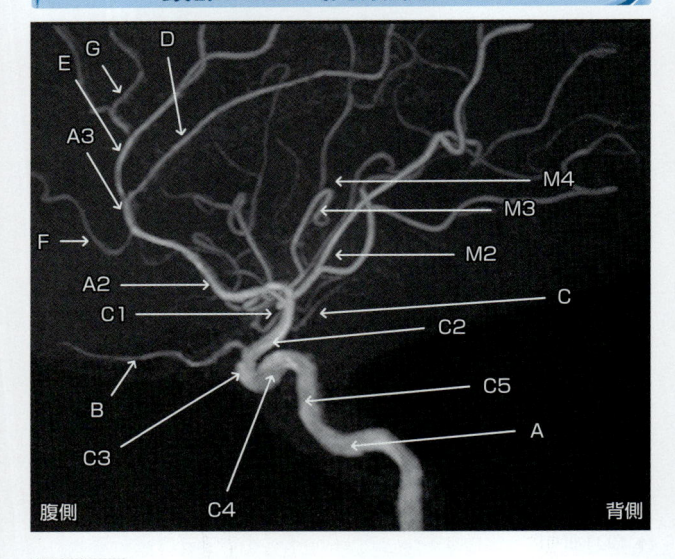

↑ 3D-MIP

一側内頸動脈を側方から観察．
後大脳動脈が内頸動脈から分岐しないタイプ．

A：内頸動脈（錐体部）．B：眼動脈．C：前脈絡叢動脈．D：脳梁周囲動脈（A4 に相当）．E：脳梁辺縁動脈．F：前頭極動脈．G：前内側前頭動脈．C1：内頸動脈後交通動脈分岐部から前大脳動脈分岐部まで．C2：内頸動脈眼動脈分岐部から後交通動脈分岐部まで．C3：内頸動脈サイフォン部膝部．C4：内頸動脈海綿静脈洞部．C5：内頸動脈海綿静脈洞前部．M2：中大脳動脈島部．M3：中大脳動脈弁蓋部．M4：中大脳動脈皮質部．A2：前大脳動脈垂直部．A3：前大脳動脈脳梁部．

第 1 章 正常画像

頭部 MRA（椎骨脳底動脈正面）

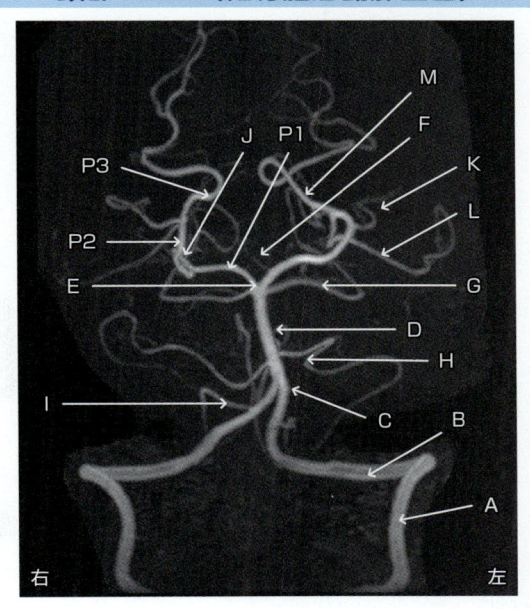

↑ 3D-MIP

A：椎骨動脈（第2頸椎横突孔－第1頸椎）．B：椎骨動脈頭蓋入口部．C：椎骨動脈合流部（VA union）．D：脳底動脈．E：脳底動脈先端部（basilar top）．F：視床穿通動脈．G：上小脳動脈（SCA）．H：前下小脳動脈（AICA）．I：後下小脳動脈（PICA）．J：右後交通動脈（Pcom）．K：側頭動脈．L：外側後頭動脈．M：内側後頭動脈．P1：後大脳動脈交通前部（脳底動脈先端部から後交通動脈分岐まで）．P2：後大脳動脈迂回槽部．P3：後大脳動脈四丘体部．

頭部 MRA（椎骨脳底動脈側面）

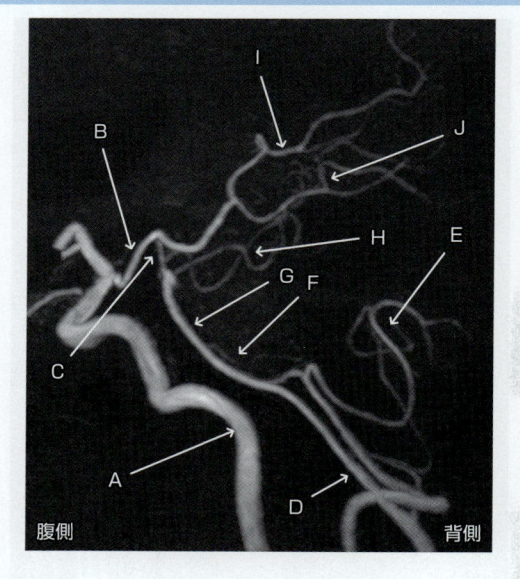

↑ 3D-MIP

A：内頸動脈．B：後交通動脈．C：後大脳動脈 P1．D：椎骨動脈．E：後下小脳動脈．F：前下小脳動脈．G：脳底動脈．H：上小脳動脈．I：頭頂後頭動脈．J：鳥距動脈．

第1章 正常画像　47

MR venography

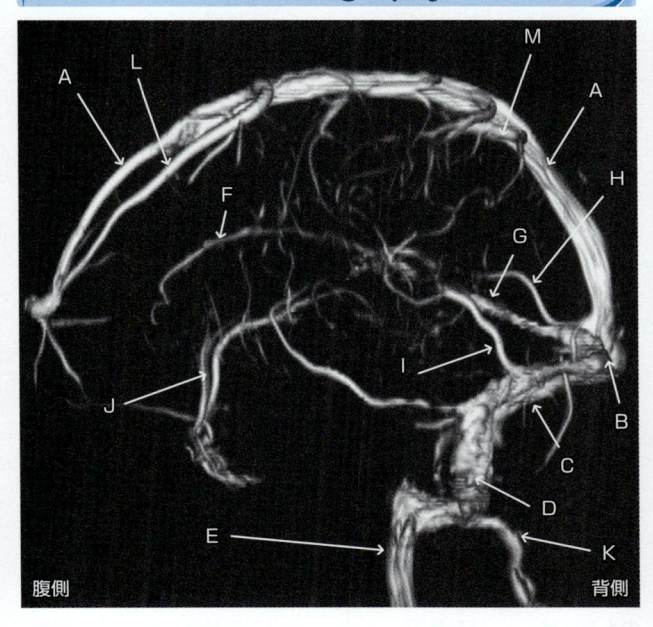

↑ 3D surface rendering 側面像

A：上矢状静脈洞（SSS）．B：静脈洞交合．C：横静脈洞．D：S状静脈洞．E：内頸静脈．F：下矢状静脈洞．G：直静脈洞．H：内後頭静脈．I：Labbé静脈．J：浅中大脳静脈．K：顆導出静脈．L：前頭静脈．M：頭頂静脈．

CT venography

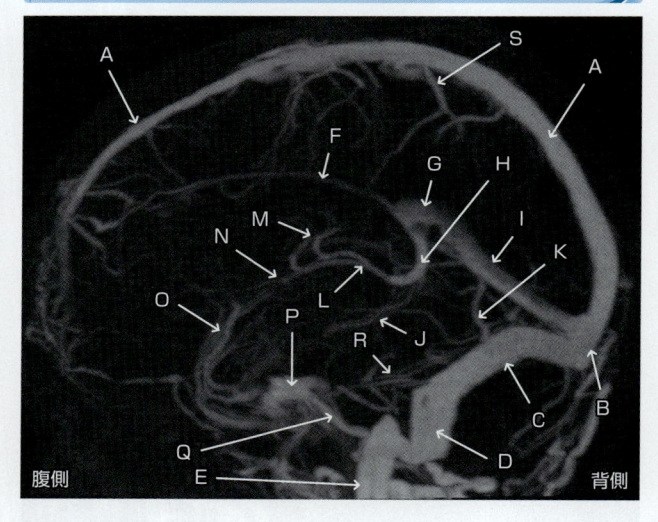

↑ 3D-MIP 側面像

Ａ：上矢状静脈洞(SSS)．Ｂ：静脈洞交合．Ｃ：横静脈洞．Ｄ：S状静脈洞．Ｅ：内頸静脈．Ｆ：下矢状静脈洞．Ｇ：Galen 大静脈．Ｈ：内大脳静脈．Ｉ：直静脈洞．Ｊ：Rosenthal 脳底動脈．Ｋ：Labbé 静脈．Ｌ：内大脳静脈．Ｍ：上視床線条体静脈．Ｎ：前透明中隔静脈．Ｏ：浅中大脳静脈．Ｐ：海綿静脈洞．Ｑ：下錐体静脈洞(IPS)．Ｒ：上錐体静脈洞．Ｓ：頭頂静脈．

第1章 正常画像

頸部 MRA / CTA

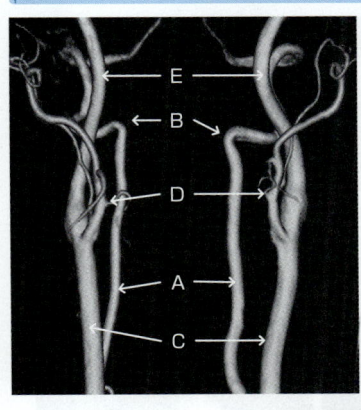

MRA

A：椎骨動脈．椎体骨内．
B：椎骨動脈．第2頸椎で外側に急峻に屈曲する．
C：総頸動脈．
D：外頸動脈．
E：内頸動脈．

CTA

A：椎骨動脈．
B：総頸動脈．
C：内頸動脈．
D：外頸動脈．
E：鎖骨下動脈．
F：腕頭動脈．
G：大動脈弓．

大動脈を含めて観察する場合，CTAが適している．

MRA 画像評価の注意点

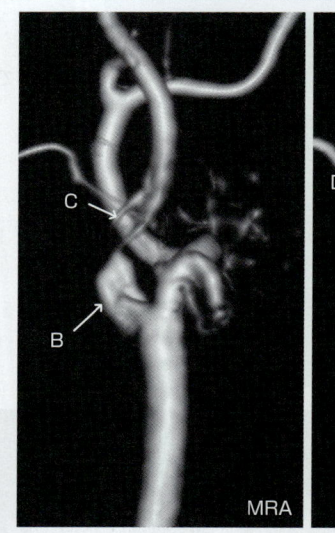

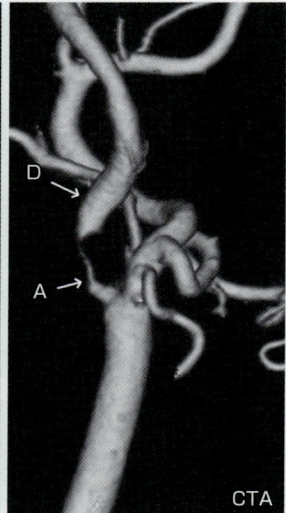

↑ MRA　　　　**↑ CTA**

頸部内頸動脈狭窄症.

同一症例の MRA と CTA である．CTA では A の部位に非常に強い狭窄を認める．一方，MRA では，本来狭窄があるべき B の部位に信号を認め，B の部位では狭窄はないようにも見えるが，これは誤りで，プラーク内に存在する血腫の高信号をとらえている．

MRA では C の部位に狭窄が認められるが，CTA では同一部位 D に狭窄は認めない．MRA では狭窄病変が非常に高度のために狭窄後の血流速度が低下し信号をとらえることができなかったためである．

このように，MRA では高信号を呈する血腫を血流信号と同等にとらえ，誤った評価を下したり，狭窄を過剰に評価する可能性がある．

正常血管の左右差

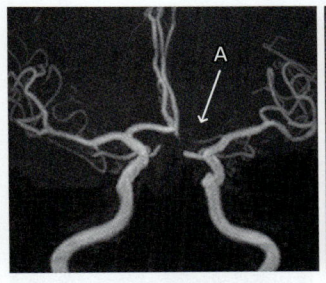

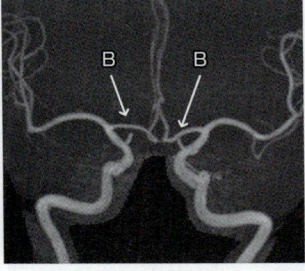

前大脳動脈 A1 の左右差

A では左 A1 が痕跡的で，両側前大脳動脈は右内頸動脈系から血流を受けている．B では左右の A1 が均等である．

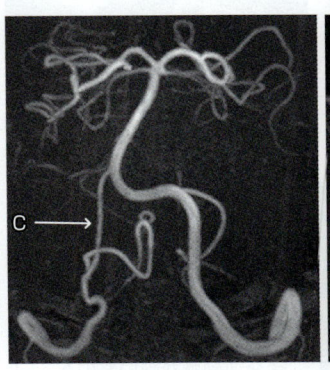

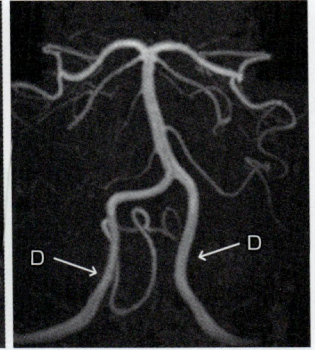

椎骨動脈の左右差

C では右椎骨動脈が低形成である．D では左右の椎骨動脈が均等である．一側が無形成の場合もある．後天性の判断には BPAS が有用．

正常血管の後交通動脈の分岐

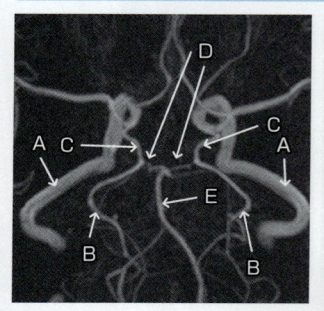

← 両側 fetal type

　後大脳動脈(B)は，内頸動脈(A)から分岐した，後交通動脈(C)によって栄養される．このため，脳底動脈(E)から連続する，後大脳動脈P1(D)は低形成となっている．

→ 右側 fetal type，左側 adult type

　右側後大脳動脈(B)は，右内頸動脈(A)から分岐した，右後交通動脈(C)と脳底動脈(D)両方に栄養される．左後大脳動脈(E)は脳底動脈(D)から栄養される．

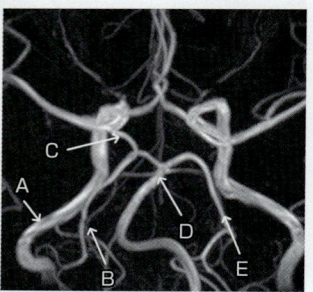

← 両側 adult type

　両側後大脳動脈(A)が脳底動脈(B)から栄養される．後交通動脈(C)は痕跡的．最も多いタイプ．

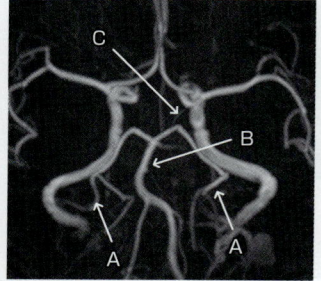

Memo

　後交通動脈が細いものを adult type，後交通動脈が太く胎生期の循環形態を留めるのを fetal type という．

第 1 章　正常画像　53

開　窓

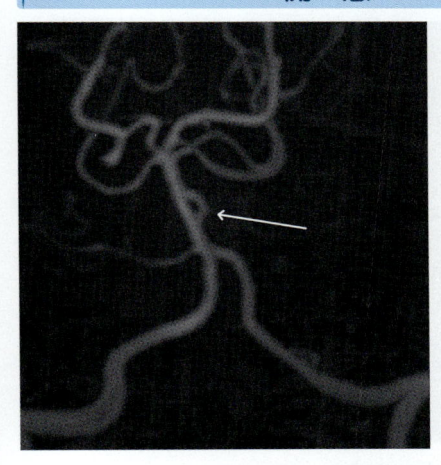

← 脳底動脈開窓

矢印のように，いったん血管が分離し再び融合する状態を開窓（fenestration）とよぶ．

脳底動脈は血管が融合して完成していくため，開窓が認められやすい．

→ 前交通動脈開窓

矢印の前交通動脈に開窓が認められる．

前交通動脈は複雑な形状をとることが多く，開窓が認められやすい．

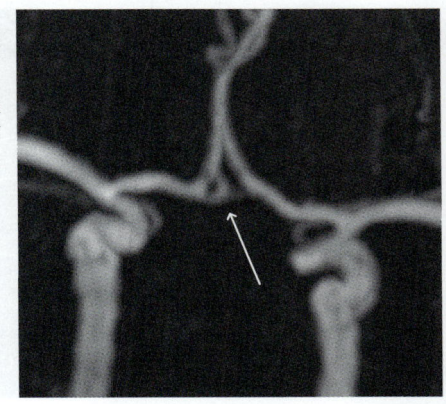

遺残原始三叉神経動脈

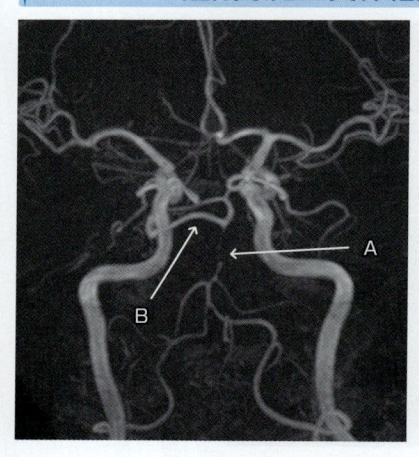

← 3D MIP 正面像

脳底動脈は存在するが痕跡的(A)で，内頸動脈から分岐し脳底動脈を栄養する遺残原始三叉神経動脈(persistent primitive trigeminal artery：PPT)(B)が認められる．

→ 3D surface rendering 側面像

同一症例．内頸動脈前海綿静脈洞部C5(A)より，PPT(B)が分岐し脳底動脈に吻合，脳底動脈遠位(D)が連続する．未発達の椎骨動脈(C)から，痕跡的な脳底動脈(E)が認められる．後交通動脈(F)は発達し後大脳動脈(G)へ連続している．

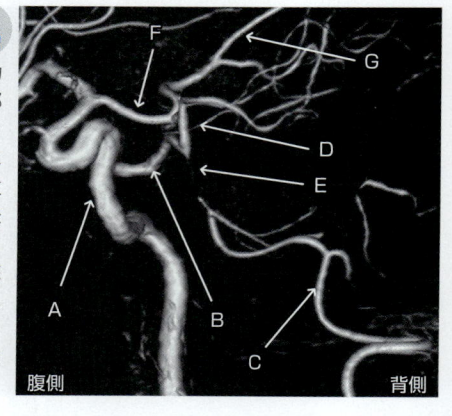

頭部 CT bone window

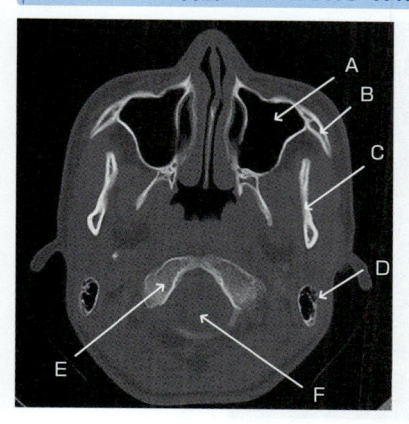

A：上顎洞.
B：頬骨.
C：下顎骨.
D：乳様突起.
E：後頭顆（環椎後頭関節，関節頭）.
F：大後頭孔.

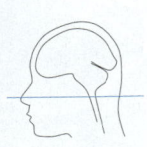

A：上顎洞.
B：頬骨.
C：下顎骨.
D：乳様突起.
E：後頭骨.
F：大後頭孔.
G：舌下神経管.
H：頸静脈孔.

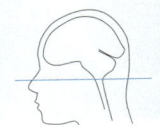

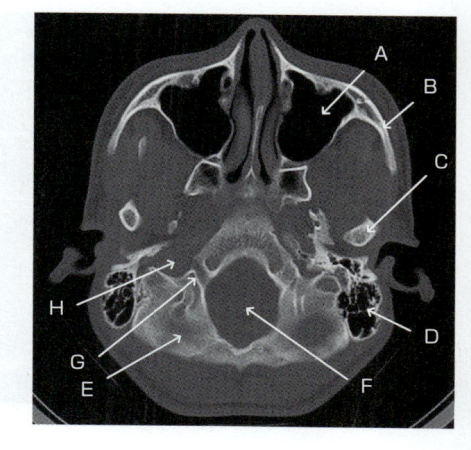

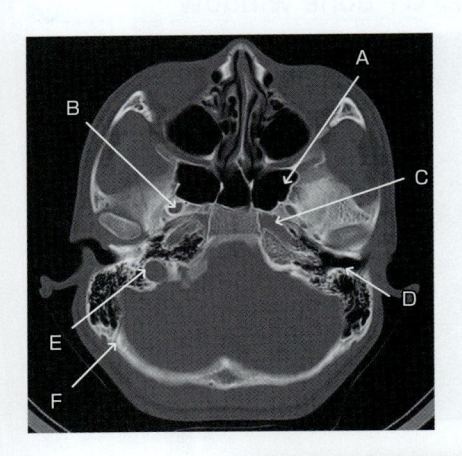

A：蝶形骨洞.
B：卵円孔.
C：頸動脈管.
D：外耳道.
E：頸動脈孔.
F：ラムダ状縫合.

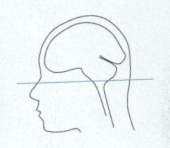

A：蝶形骨洞.
B：頸動脈管.
C：内耳道.
D：三半規管.
E：S状静脈洞.

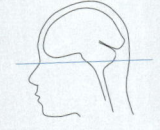

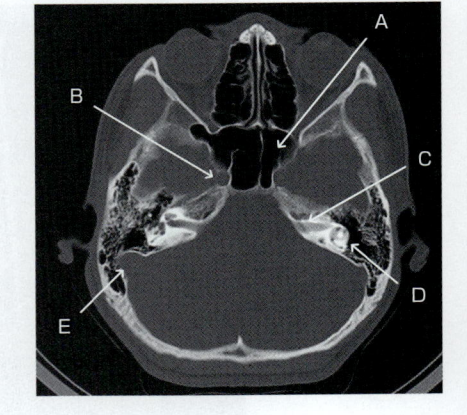

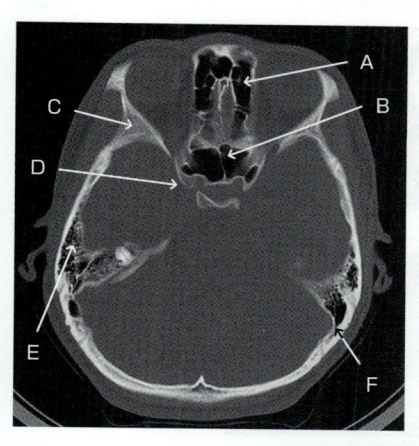

第 1 章 正常画像

A：篩骨蜂巣.
B：蝶形骨洞.
C：蝶形骨.
D：前床突起.
E：乳突蜂巣.
F：S 状静脈洞.
G：前頭洞.

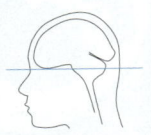

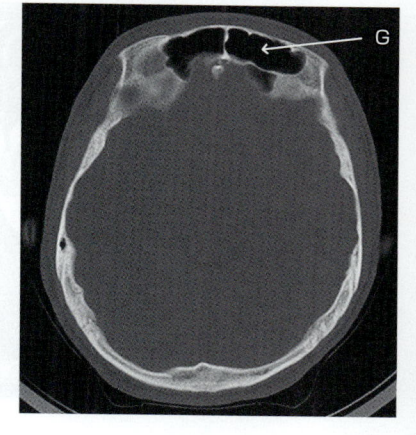

Memo

CT 値の単位は Hounsfield unit（HU）で，測定対象物の X 線減弱係数の値を水を基準（0）として表したもの.

骨＝ 1,000.
空気＝－1,000.
脳実質＝ 35.
脳出血＝ 50 － 80.

観察したい CT 値の中心が window level，観察する幅を window width という.

頭部 CT

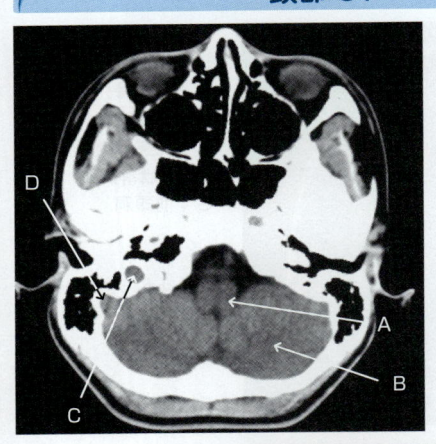

A：延髄.
B：小脳半球.
C：頸動脈.
D：S 状静脈洞.

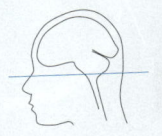

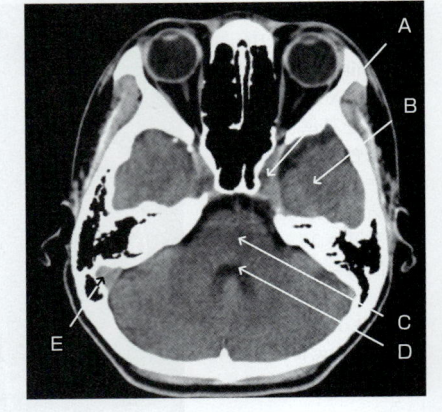

A：海綿静脈洞.
B：側頭葉.
C：橋.
D：第 4 脳室.
E：S 状静脈洞.

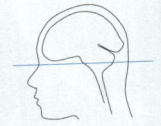

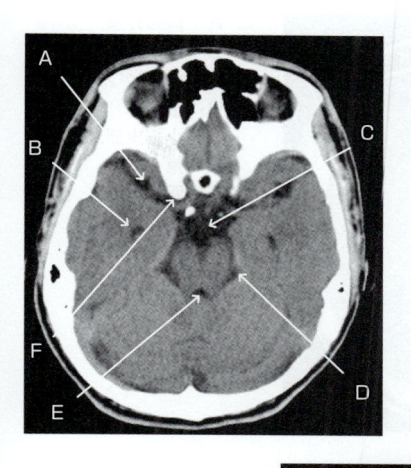

第 1 章 正常画像

A：Sylvian vallecula.
B：側脳室下角.
C：脳底槽.
D：迂回槽.
E：第 4 脳室.
F：前床突起.

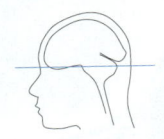

A：前頭弁蓋.
B：側頭弁蓋.
C：中大脳動脈.
D：脚間窩.
E：迂回槽.
F：大脳脚.
G：下丘.

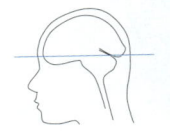

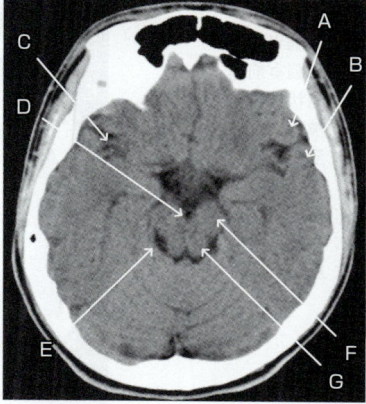

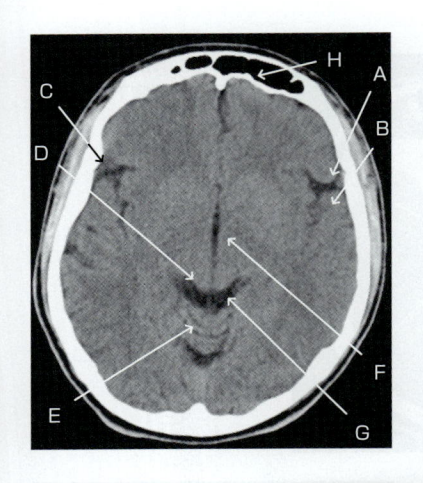

A：前頭弁蓋.
B：側頭弁蓋.
C：シルビウス裂.
D：上丘.
E：小脳虫部.
F：第3脳室.
G：四丘体槽.
H：前頭洞.

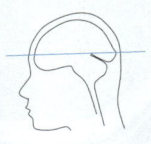

A：大脳鎌.
B：大脳半球間裂.
C：側脳室前角.
D：尾状核頭.
E：被殻.
F：淡蒼球.
G：内包後脚.
H：視床.
I：側脳室後角.
J：島.

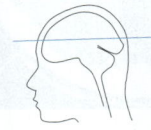

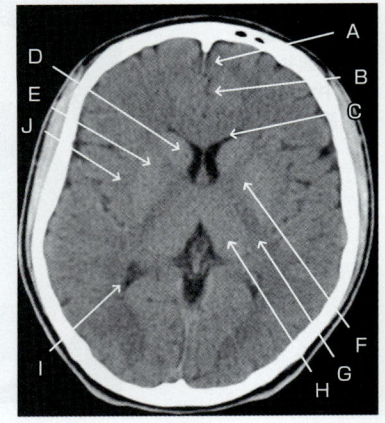

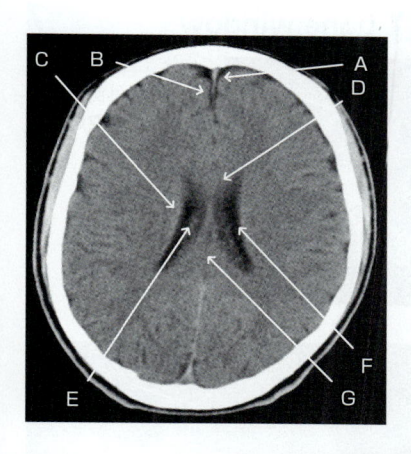

第 1 章 正常画像

A：大脳鎌.
B：大脳半球間裂.
C：放線冠.
D：脳梁体部.
E：脈絡叢.
F：側脳室体部.
G：脳梁膨大部.

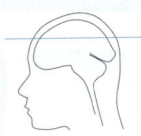

A：中心前回.
B：中心溝.
C：中心後回.
D：中心傍小葉.
E：後中心溝.
F：楔前部.
G：上頭頂小葉.
H：上前頭溝.
I：大脳鎌.
J：上矢状静脈洞.

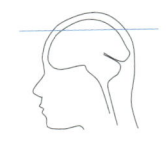

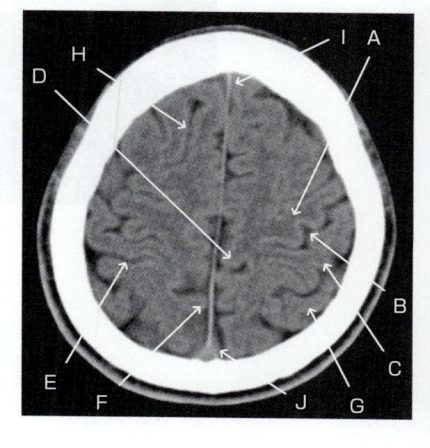

頸椎 CT･bone window

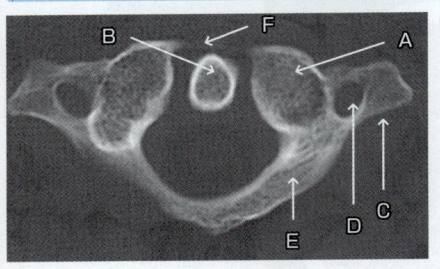

← 第 1 頸椎（環椎）

A：環椎外側塊.
B：軸椎歯突起.
C：横突起.
D：横突孔.
E：環椎後弓.
F：環椎前弓.

→ 第 2 頸椎（軸椎）

A：椎体.
B：椎弓.
C：横突起.
D：横突孔.

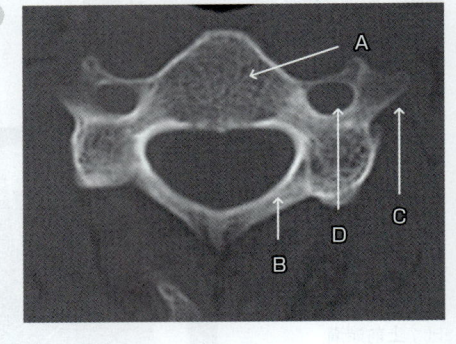

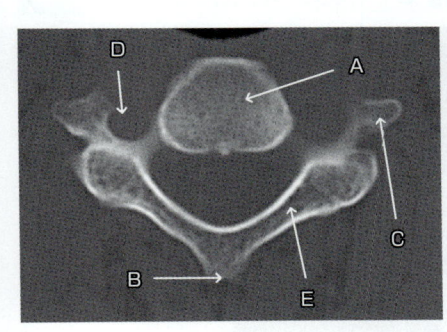

第 1 章　正常画像　63

← 第 3 頸椎

A：椎体.
B：棘突起.
C：横突起.
D：横突孔.
E：椎弓.

→ 第 4 頸椎

A：椎体.
B：椎間関節.
C：後弓.
D：棘突起.
E：椎間孔.

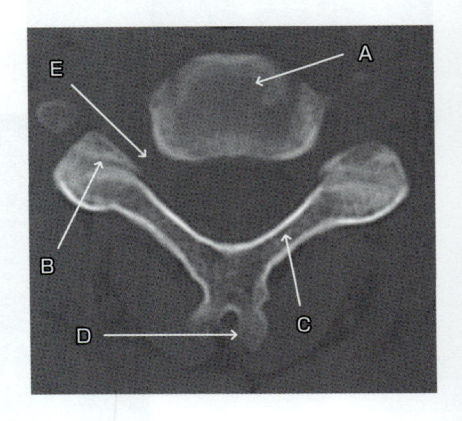

腰椎 CT bone window

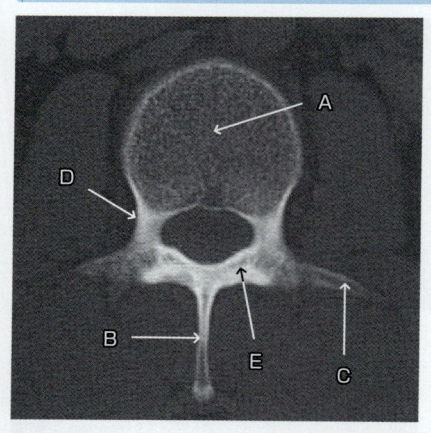

← 第2腰椎
A：椎体.
B：棘突起.
C：肋骨突起.
D：椎弓根.
E：椎弓.

→ 第2腰椎
A：椎体.
B：上関節突起.
C：椎間関節.
D：下関節突起.
E：棘突起.

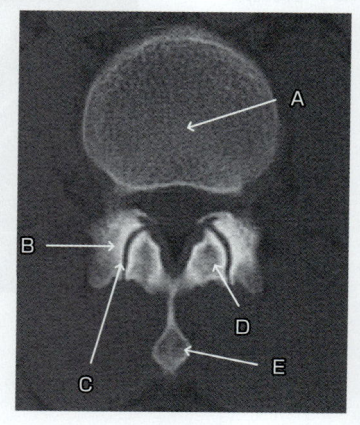

第 1 章　正常画像　65

腰椎 3D-CT

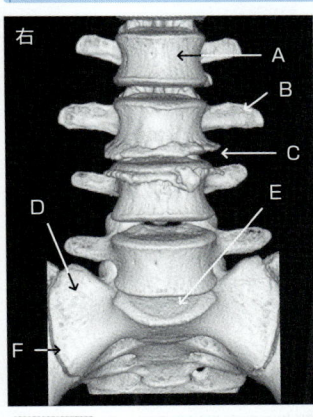

← 正面像

A：椎体.
B：肋骨突起.
C：椎間腔.
D：仙骨.
E：腰仙関節.
F：腰腸関節.

→ 後面像

A：肋骨突起.
B：棘突起.
C：下関節突起.
D：上関節突起.
E：腰腸関節.

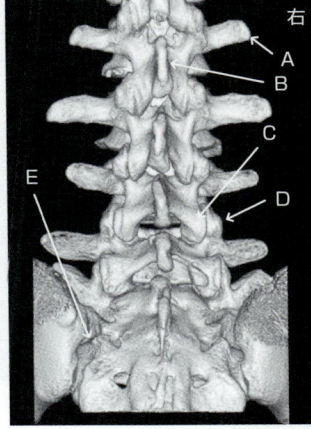

CTA の撮影法

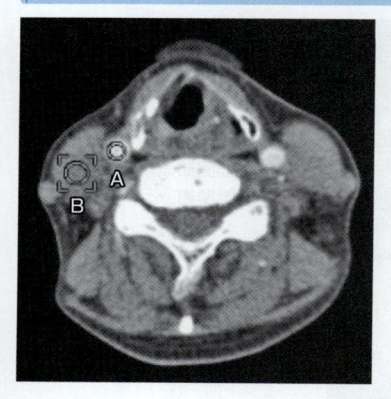

●撮影手順

①静脈ルートの確保(20G 静脈留置針).

②自動注入器に接続. 造影剤のシリンジ. 生理食塩液のシリンジ.

③テスト静注(CT のスライス幅が十分に広い場合は必ずしも必要ない).

④撮像のタイミングを決めて本番静注. 造影剤注入後, 生理食塩液が静注され, 造影剤が完全に右心系に送り出される.

Memo

上図の CT はテスト造影.

同一スライスで撮影を繰り返す.

急速静注された造影剤が右心系に入り, 肺動静脈を経て左心系に入る.

下図のグラフは造影剤の到達を示す. 初回循環のタイミングにあわせて, スキャン開始を決定する.

A：総頸動脈.
B：頸静脈.

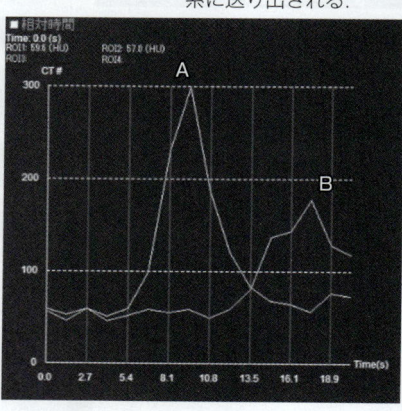

第 1 章 正常画像

CTA 画像の見かた（正常）

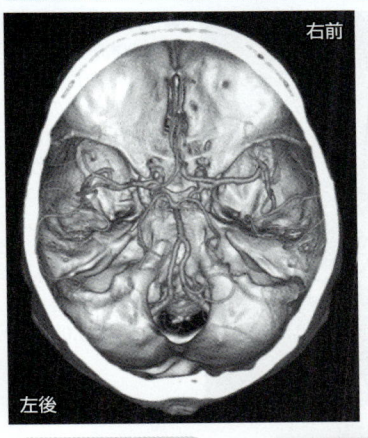

← 3D-CTA

頭蓋骨を額の高さでカットし真上（頭頂側）から見ている．

造影剤，骨のみが描出される．

底部にあるのは頭蓋底の骨．骨と血管の関係を観察するのに優れる．

骨内の血管は描出されない．

右前

左後

→ 3D-CTA volume rendering

上図の 3D-CTA で，骨データを透過させることで，骨内や骨の裏側の血管を描出できる．

短時間で作成可能であるが，骨のデータを完全に消すと血管のデータも一部描出されなくなる欠点がある．

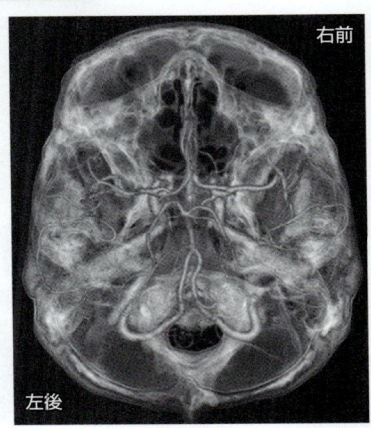

右前

左後

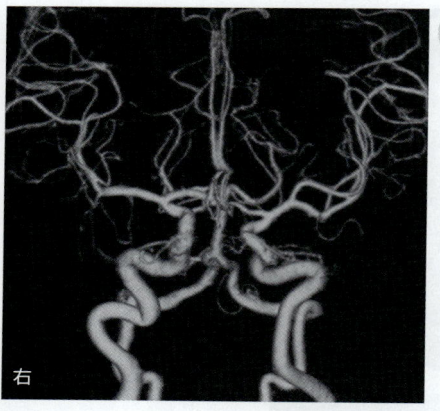

← 3D surface rendering

造影剤を投与する前に，頭蓋骨のデータを収集し，造影剤投与後のデータから引き算することで，血管のみを描出している．

頭蓋骨のわずかなずれを修正できるソフトウェアが必要である．

→ 3D-MIP

上図をMIP画像にしたもの．

骨データを除去しているため頭蓋骨内の血管が明瞭に描出されている．

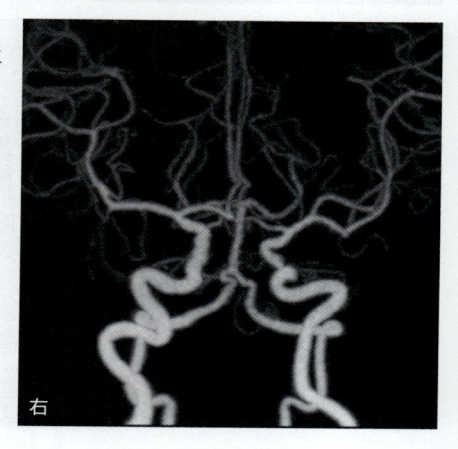

第 1 章　正常画像

CTA 画像の見かた（石灰化）

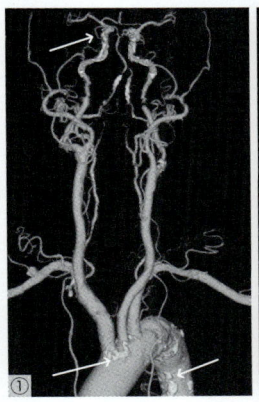

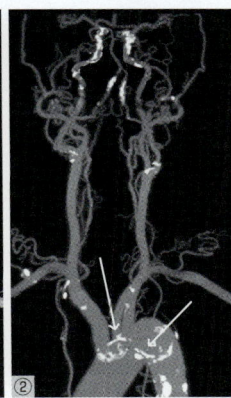

●石灰化の描出

図①は 3D volume rendering (VR)，図②は 3D-MIP，大動脈から頭蓋内までの CTA 画像．

図③は 3D-VR，図④は 3D-MIP，放射線治療後の頸動脈狭窄症の CTA 画像．

→は石灰化．

CT は石灰化病変の描出に優れ，MIP は特に明瞭に描出されるが，血管の前面，後面の区別がつかない．図②の→は大動脈の裏側の石灰化である．VR では，やや石灰化の描出が劣るが，血管の前面が描出されるため，容易に位置が同定できる．

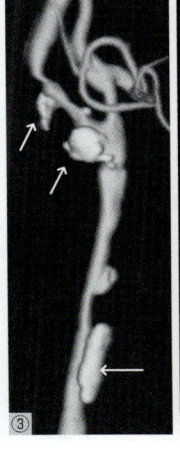

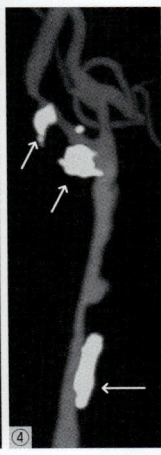

CTA 画像の見かた（CAS 後）

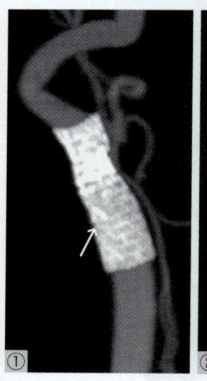

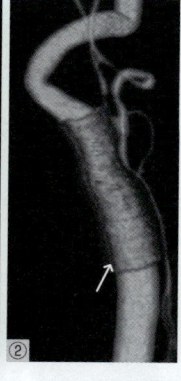

● CAS 後

頸動脈ステント留置後の CTA.

図①は MIP 画像. ステント（→）の構造も観察可能で，内部の造影剤も透見できるが，不明瞭. 図②は VR 画像. ステントを透見させることで，内部の造影剤が観察できる.

① ②

Memo

血管を長軸方向に引き延ばし，スライス厚 0.5 mm で，血管の中心点を通過する縦断画像.

血管の中心点を中心に 180°回転させることで血管壁の全周を観察可能. 図③はステントと造影剤が接しており，プラークが観察されない. 図④は約 90°回転した位置，→の黒い部分はステントの内部に張り出したプラークの存在を示している.

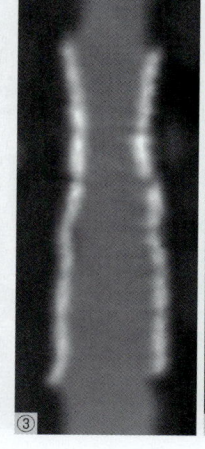

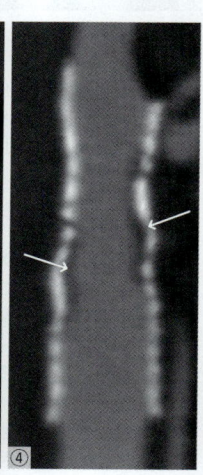

③ ④

4D-CTA 画像の見かた

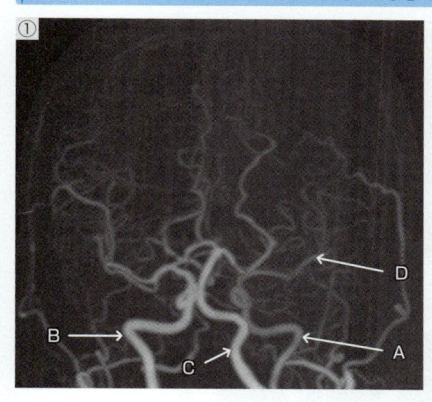

4D-CTA

多断面を同時に撮像可能な,multi detector CT(MDCT)の出現によって,頭蓋内血管全体を連続撮影することが可能になり,3D-CTA に時間の要素が組み込まれたため,4D-CTA とよんでいる.

← 動脈相早期

→ 動脈相後期

左頸部内頸動脈狭窄症 4D-CTA. 図①〜④は早い相から遅い相への連続撮影の抜粋.
A:左内頸動脈.
B:右内頸動脈.
C:左椎骨動脈.
D:左中大脳動脈.
E:右上大脳静脈.

左内頸動脈,中大脳動脈の描出が遅延している.図②では右上大脳静脈が描出され始めている.

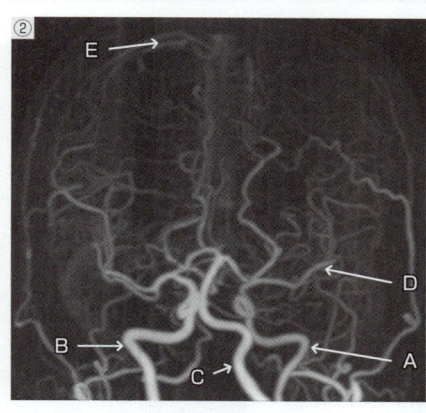

③

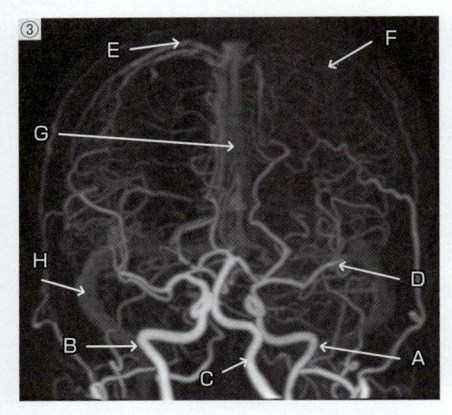

← **静脈相早期**

E：右上大脳静脈.
F：左上大脳静脈.
G：上矢状静脈洞.
H：右S状静脈洞.

　右上大脳静脈は明瞭に描出され，静脈洞もはっきりと確認できるが，左上大脳静脈はごくわずかしか描出されず，左大脳の循環が遅延していることがよくわかる．

→ **静脈相後期**

　左上大脳静脈も最終的に描出されている（F）．

　MDCTの性能に依存するが，鮮明な4D画像が得られる．後述するCT perfusionと組み合わせることで，閉塞性血管障害の診断に有用である．

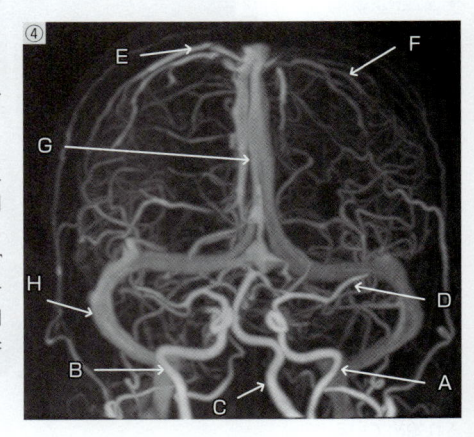

④

DSA の撮影法

● DSA とは

　digital subtraction angiography の略．撮影が開始されると，造影剤の流れていない頭蓋骨など背景の情報（図①）が電子的に引き算され，背景を白く表示し（図②），X線を通しにくい造影剤が通過すると鮮明に細部まで血管を描出（図③）させることができる．背景の情報を加工しない循環器領域で多用される，シネ撮影（図④）とは，全く異なるデータ作成法である．脳神経外科領域では DSA のみが行われる．

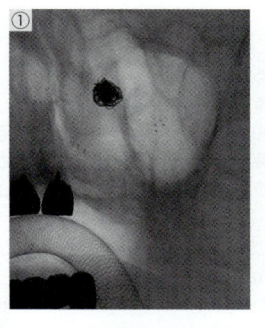

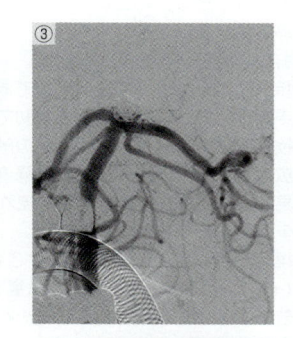

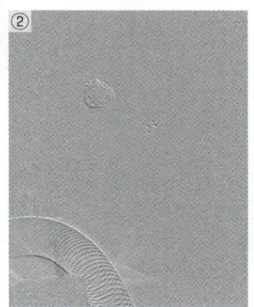

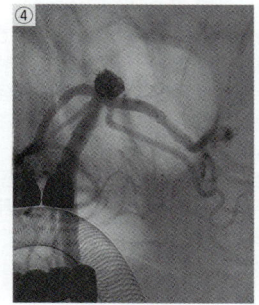

DSA の穿刺部位

大腿動脈 (femoral artery)
- 通常は右側穿刺であるが,必要に応じて左側穿刺も行う.
- 鼠径靱帯 (上前腸骨棘と恥骨結節を結ぶ線) から,三横指下で,脈を触知できる部位を穿刺する.
- 検査前の準備では,両側足背動脈,後脛骨動脈 (内顆の背側) の触知を確認する.
- 内頚動脈,椎骨動脈の選択性がよい,下肢造影も容易,脳血管内治療を行う際のシミュレーションになるといった利点がある.術後安静時間が長いことが欠点.

右橈骨動脈 (radial artery)
- 特殊な場合を除いて右側穿刺である.
- 手関節部で,母指側の脈を触知できる部位.
- 検査前の準備では,尺骨動脈の触知,上腕動脈の触知も確認する.
- 広範囲な血腫の形成や正中神経麻痺が起こらず,検査後の圧迫が容易である.検査後橈骨動脈の流れが悪くなることもあるので,Allen テストを行っておく (下記).
- 橈骨動脈が血管攣縮を起こすことがあるので,ニトログリセリン 1 mg に生理食塩液を加えて総量 5 mL を使用することがある.
- 若年者は血管攣縮を起こすため行わない.

上腕動脈 (brachial artery)
- 特殊な場合を除いて右側穿刺である.
- 肘関節腹側の尺骨側に,脈を触知する.
- 手技は容易であるが,正中神経麻痺を起こすことがある.皮下に血液が漏れて,広範に変色を起こすことがある.

Allen テスト
　橈骨動脈と尺骨動脈を同時に圧迫し,手を握ったり開いたりすると,手が蒼白になるので,尺骨側を開放して,10 秒以内に手の赤み (特に母指側) が戻るかどうかを確認する.戻らなければ,尺骨動脈の閉塞や側副路が乏しいと判断する.

DSA の準備

○問　診
- ヨードアレルギーを含むアレルギー性疾患.
- 腎疾患,心疾患を含む既往歴.
- アクセスルートに関する治療歴.
- 服薬状況.
    ビグアナイド系糖尿病治療薬：併用禁忌.
    抗血小板薬,抗凝固薬.

○血液データ
- 貧血.
- 腎機能（クレアチニン,GFR）.
- 感染症.
- 肝機能障害.

○点滴ルートの確保
- 穿刺予定,穿刺の可能性のある肢の血管にはルートを確保しない.
- 検査中に速やかに薬剤が注射できるように備える.

○検査中のモニター
- 心電図.
- 自動血圧計.
- 酸素飽和度.

○検査後の注意点
- 薬疹,頭痛,悪心：訴えを確認し,体幹部を確認する.
- 穿刺部の血腫形成：大腿動脈穿刺の場合,隠れて見えなくなるので,確認を怠らないように注意する.
- 穿刺部末梢の虚血：変色,痛みの確認.
- 脳梗塞,一過性健忘：麻痺,意識状態の確認.
- コレステロール塞栓症：下肢趾先の紫,網状の変色.

DSA の使用機材

シース
- 診断では穿刺部位にかかわらず 4 Fr を使用することが多い.
- 橈骨動脈経由では，薬剤が動注できるスリット入りのシース（スーパーシース，メディキット）や，親水性ポリマーでコーティングされたシース（M コートシース，テルモ）を使うことがある.

その他
- 逆流防止弁.
- 三方活栓.
- 5〜10 mL シリンジ.
- 生理食塩液，排液，造影剤用のカップ.
- 造影剤注入用の耐圧チューブ.

カテーテル
- 大腿動脈経由.
    100 cm JB1，JB2，Headhunter，Simmons.
- 橈骨動脈経由.
    100 cm Simmons.
- 上腕動脈経由.
    80 cm/100 cm Simmons.

ガイドワイヤー
- 0.035 インチ，150 cm，症例によっては 0.032 インチ.
- 先端形状.
    大腿動脈経由：45°.
    橈骨動脈，上腕動脈経由：J 型，45°.

止 血
- 大腿動脈.
    止血用ベルト.
- 上腕動脈.
    弾力包帯.
- 橈骨動脈.
    止血プレートとベルト，TR バンド.

DSA 画像の見かた（頸動脈狭窄測定）

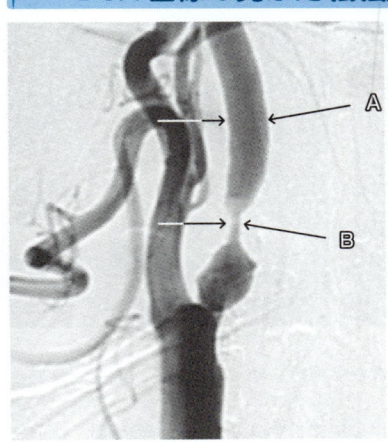

← NASCET 法[5]

頸部内頸動脈狭窄症.

A：正常部分の径.
B：最狭窄部の径.

$(A - B) / A \times 100$

本症例では,
A：4.5 mm
B：0.7 mm

$3.8 / 4.5 \times 100 = 84.4$

84.4% 狭窄となる.

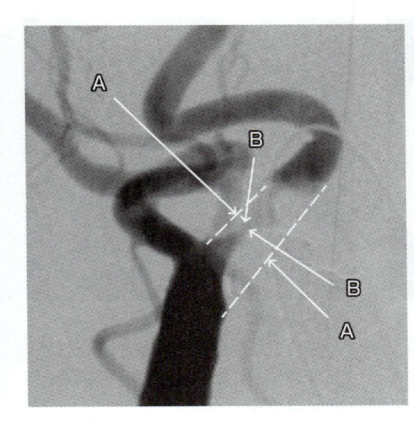

← ECST 法[6]

頸部内頸動脈狭窄症.

A：狭窄部の正常血管径.
B：狭窄部の径

$(A - B) / A \times 100$

本症例では,
A：5.0 mm
B：0.5 mm

$4.5 / 5.0 \times 100 = 90$

90% 狭窄となる.

DSA でのその他の撮影法

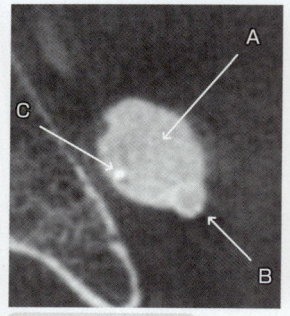

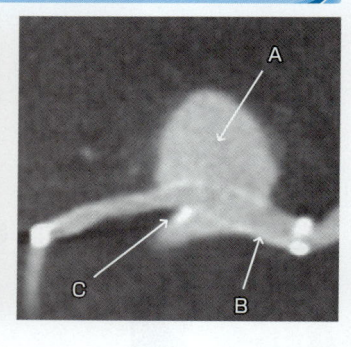

↑↗ cone-beam CT
希釈した造影剤を動注しながら撮影．任意の方向で断面を観察できる．
A：動脈瘤．B：ステント．C：マイクロカテーテルの一部．

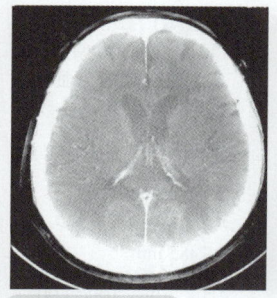

↑ cone-beam CT
通常の CT に近い画像も作成可能．脳血管内治療後の出血確認に有用．

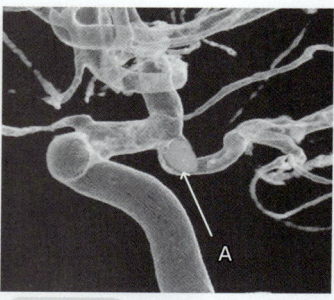

↑ 3D-DSA
極めて鮮明な 3D 画像が得られる．脳血管内治療を行う上で重要な撮影法．
A：コイル．

^{123}I-IMP SPECT dual table ARG

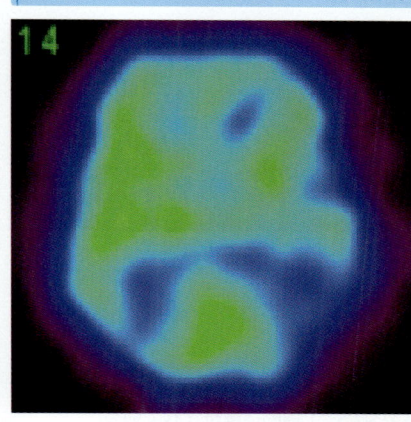

左中大脳動脈閉塞症.

← Rest

安静時脳血流量.

^{123}I-IMP は初回の脳循環で脳に取り込まれる.

青い部分は血流低下を表す.

動脈採血を行うことで定量できる.

→ アセタゾラミド負荷

脳血管拡張作用のあるアセタゾラミドを投与すると, 正常血管は薬剤に反応し血管拡張が起こり血流が増加するが, 虚血に曝された部分は血管拡張が起こらず, 相対的に正常部分との差が開く.

脳血管反応性の検査.

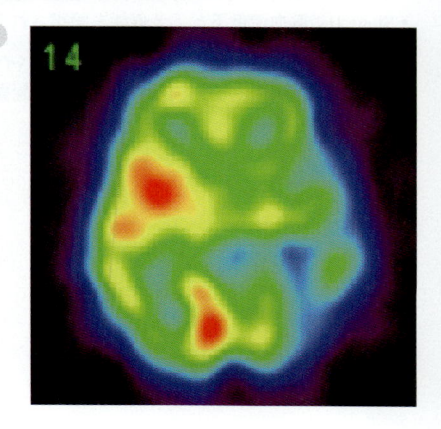

Stage 0　　　Stage I　　　Stage II

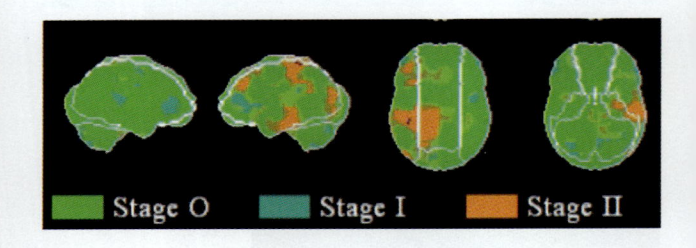

↑ Stage 分類[7]

安静時脳血流量,脳血管反応性(アセタゾラミド負荷による)を元に,脳虚血の程度をステージで表したもの.

- Stage 0：正常.
- Stage I：脳血流低下はあるが,予備能は維持されている.
- Stage II：脳血流低下と,予備能も障害されていることを示す.

Stage II が広範囲に認められた場合に,バイパス術を行うなど,手術適応の判断に用いたり,血行再建術後の過灌流の危険性評価に用いる.

^{99m}Tc-HM-PAO

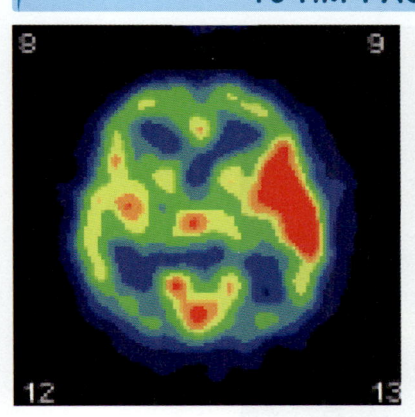

● ^{99m}Tc-HM-PAO
 脳に取り込まれた後，^{99m}Tc の再分布が起こらないため，^{99m}Tc の緊急投与を行い，状態が安定してからデータを収集できるメリットがある．

Memo

 左中大脳動脈狭窄症に対するバイパス術後2週間目に，失語症となったため，^{99m}Tc-HM-PAO実施，左側頭葉に高集積を認めた．

 てんかん発作と判断し，抗てんかん薬投与で症状が改善した．

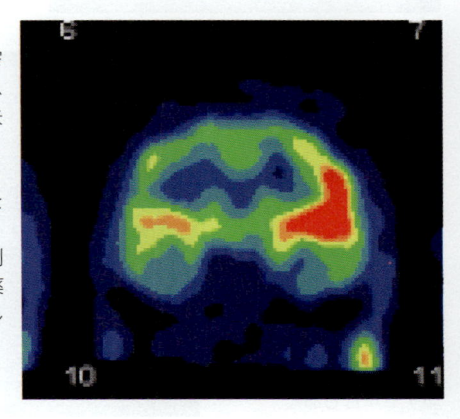

^{201}TlCl

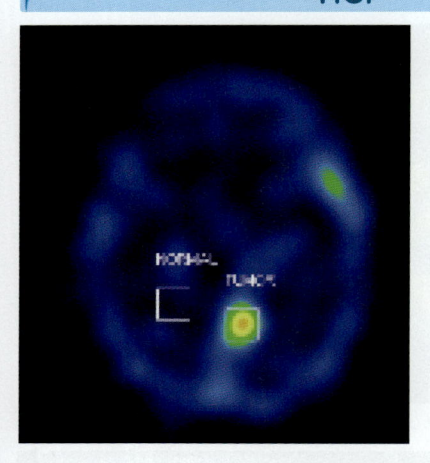

○ ^{201}TlCl

脳腫瘍への取り込みを確認する.

正常脳との比率タリウムインデックスを用いて評価する.

CT, MRI 画像との fusion も可能である.

→ Fusion 画像

投与早期画像と CT を fusion させたもの. CT / MRI のどの部位に取り込みが多いか判断できる.

Memo

投与早期.

10 〜 15 分後と, 3 時間後にも撮影する.

全身のスキャンを追加する場合もある.

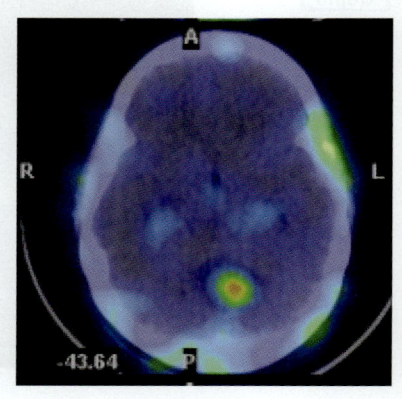

CT perfusion 画像の見かた

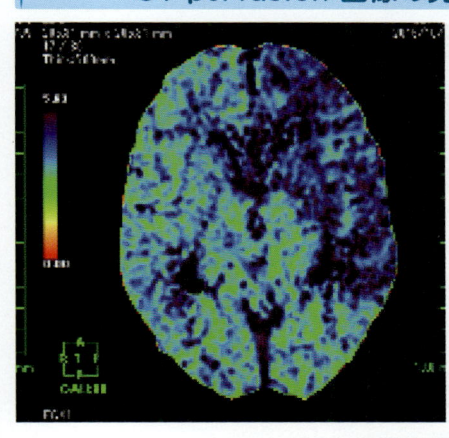

左中大脳動脈閉塞症.

← MTT

Mean Transit Time.
平均通過時間.

造影剤の平均通過時間を表し,延長するほど青く表示される.

→ CBV

Cerebral Blood Volume.
脳血液量.

脳に含まれる血液量を反映しており,増加は虚血により脳血管の自動調節によって血管が拡張していることを示唆する.

血管そのものも赤く表示されるため注意が必要となる.

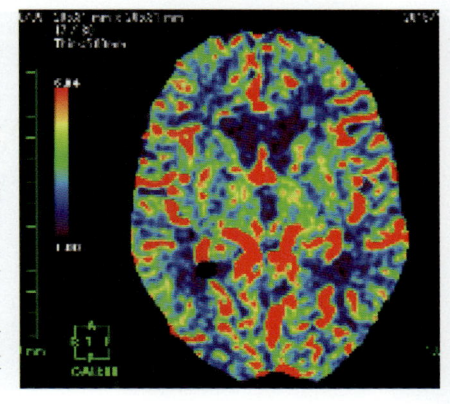

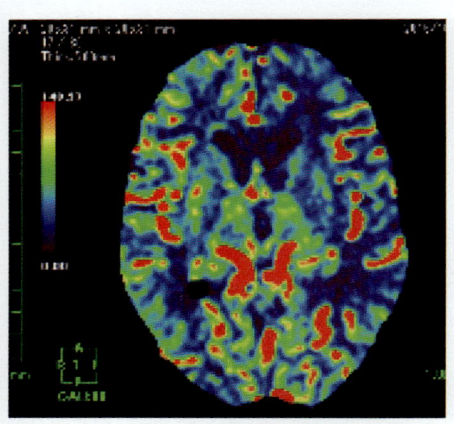

← CBF

Cerebral Blood Flow.
脳血流量.

$$CBF = CBV / MTT$$

　脳血流量が高いと赤く，低いと青く表示される．

→ TTP

Time to Peak.
ピーク到達時間.
　延長するほど青く表示される．

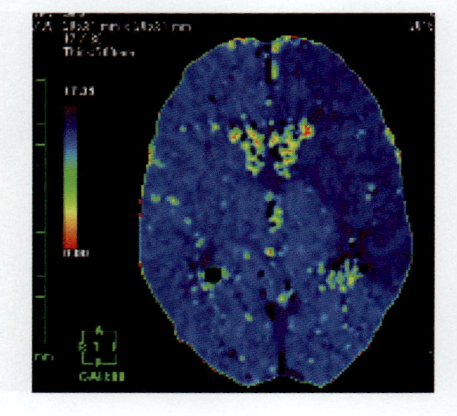

第 1 章　正常画像

血管エコー像の見かた

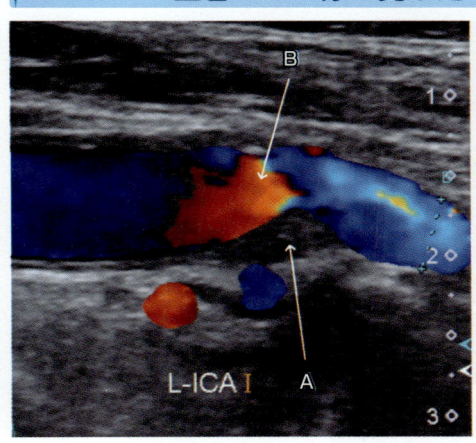

← 血管エコー像

カラードプラを ON / OFF することで，プラークの存在が容易に確認できる．

ソフトプラークの場合，血液と区別がつきにくい場合がある．

A：プラーク
B：カラードプラ

L-ICA

→ CAS 後

CAS 後の経過観察にも有用．侵襲がなく，容易に繰り返し実施できる．

A：ステント．

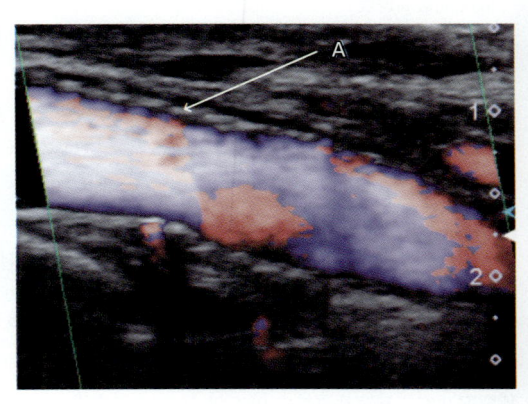

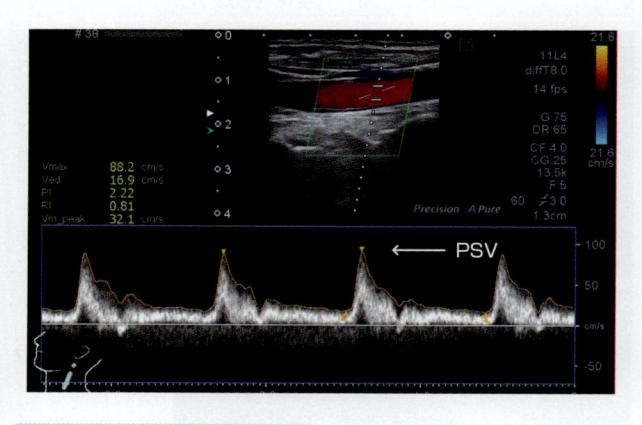

↑ peak systolic velocity（PSV）
収縮期最高速度．
頸動脈の狭窄率評価に用いる指標．

表2 狭窄部PSVと狭窄率[8]

狭窄率 NASCET法	PSV(cm/sec)	グレースケール/カラードプラによるプラーク，壁肥厚の評価
正常	125未満	プラーク，壁肥厚なし
50%未満	125未満	プラークか壁肥厚あり
50～69%	125～230	プラークあり
70%以上	230以上	プラークあり，血管壁の狭窄あり
near occlusion	―	高度壁肥厚

狭窄率が90%を超えると，PSVは低下するなど種々の値をとる[9]．
狭窄率70%：狭窄部遠位のPSVは50 cm/sec以上[9]．
狭窄率80%：狭窄部遠位のPSVは50 cm/sec未満[9]．
狭窄率90%：狭窄部遠位のPVSは30 cm/sec未満．

第 2 章　疾患特有の画像

脳卒中の分類

○脳卒中の分類

脳卒中の呼称は分類する視点によって変わる．つまり，症状の持続時間や経過，機序，病因，臨床症状などで分類されるため，同じ疾患でも異なる呼び方をする場合があるので，この点を理解することが必要となる．

○一過性脳虚血発作（TIA）

TIA は transient ischemic attack の略．

24時間以内に症状が消失する，脳虚血発作．持続時間は2〜15分が多く，持続時間が長いほどCT，MRI で所見が認められる可能性が高くなる．さらに，①内頸動脈系，②椎骨脳底動脈系，③両者，④部位不明，⑤TIA 疑い，と分けられる．

○回復型脳卒中

reversible ischemic neurological deficit（RIND）のこと．

24時間以上症状が持続したが，1〜3週間で症状が改善した場合．

表1　脳卒中 Stroke の分類[10]

臨床経過による分類	1）改善型 improving
	2）進行型 worsening
	3）安定型 stable stroke
タイプによる分類	1）脳出血
	2）くも膜下出血
	3）脳動静脈奇形からの脳出血
	4）脳梗塞

脳梗塞の分類

表2 脳梗塞の分類[10]

機序による分類 mechanisms	1) 血栓性 thrombotic
	2) 塞栓性 embolic
	3) 血行力学的 hemodynamic
臨床分類 clinical categories	1) アテローム血栓性 atherothrombotic
	2) 心原性塞栓 cardioembolism
	3) ラクナ lacunar
	4) その他 other
部位による症状および症候 symptoms and signs by site (distribution)	1) 内頸動脈
	2) 中大脳動脈
	3) 前大脳動脈
	4) 椎骨脳底動脈 a. 椎骨動脈 b. 脳底動脈 c. 後大脳動脈

表3 アテローム血栓症の分類[10]

- 狭窄 stenosis
- 閉塞 occlusion
- プラーク内潰瘍 ulceration of plaque
- プラーク内出血 hemorrhage in plaque
- 拡張 dilatation, ectasia, fusiform

脳梗塞(ラクナ梗塞)

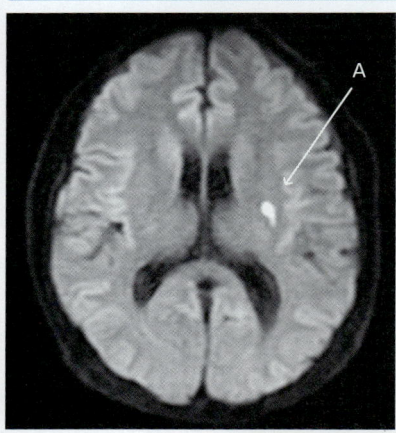

← MRI DWI
A：左被殻梗塞.

↓ MRI DWI
B：左視床梗塞.

DWIでは周囲との境界明瞭な単発の高信号を認める.

Memo

ラクナ梗塞は基底核, 視床, 脳幹など穿通動脈, 髄質動脈領域に発生する.

T2WI, FLAIRで高信号を呈するが, DWIでは急性期〜亜急性期の梗塞だけが高信号として描出される.

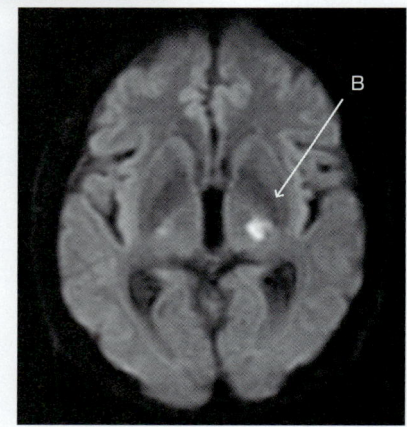

脳梗塞(アテローム血栓性脳梗塞)

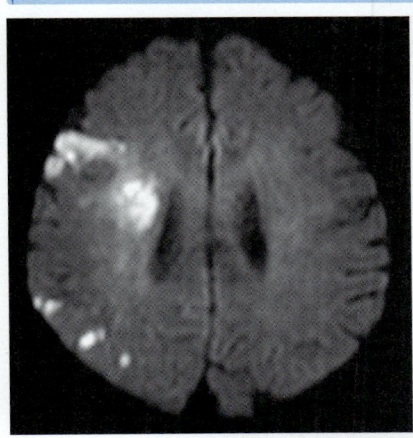

← MRI DWI

右分水界に梗塞巣が散在してみられる.

↓ MRA

右中大脳動脈に高度狭窄がみられ(A), 末梢の血管の信号低下がみられる(B).

Memo

主幹動脈(内頸動脈など)の狭窄・閉塞では前・中・後大脳動脈の境界領域(分水界)に梗塞を呈し, 虚血の進行とともに梗塞の拡大や症状の増悪を生じる.

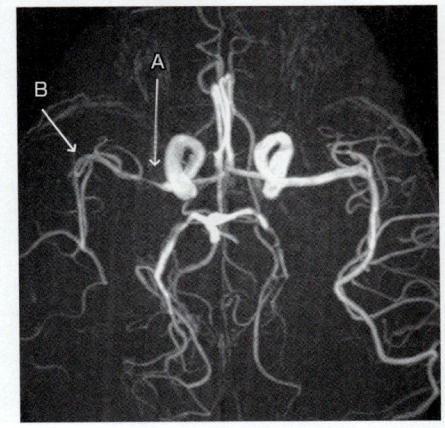

脳梗塞（心原性脳塞栓）

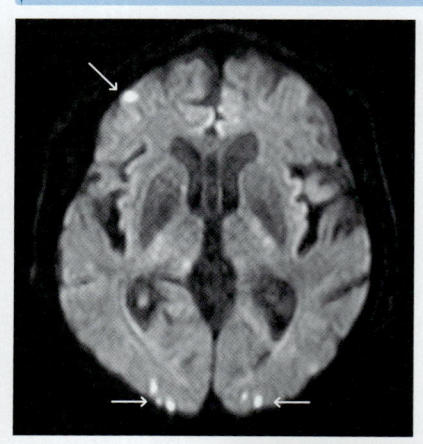

← MRI DWI
複数の血管の支配領域にまたがる皮質領域の小梗塞が散在している（→）．

↓ MRI DWI
右中大脳動脈閉塞による広範囲な梗塞．

Memo

主に心房細動により生じる心臓内の血栓によって生じる．

主幹動脈の閉塞による広範囲な梗塞では，後に脳浮腫や再開通による出血（出血性梗塞）を伴い，脳ヘルニアを呈することがある．

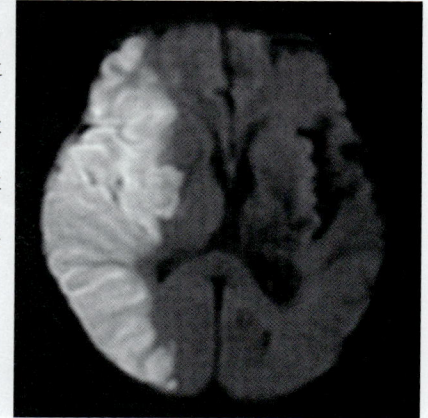

脳梗塞（分枝粥腫病，BAD）

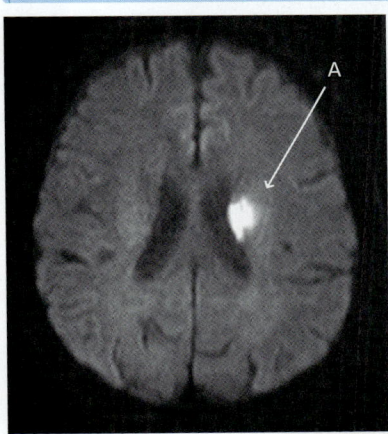

← MRI DWI
A：左放線冠．

↓ MRI DWI
B：左橋．

Memo

分枝粥腫病（branch atheromatous disease：BAD）は，穿通枝領域に生じる 1.5 cm 以上の梗塞．

被殻〜放線冠および橋に好発．

発症後しばしば症状（特に片麻痺）が進行し，治療抵抗性となることが多い．

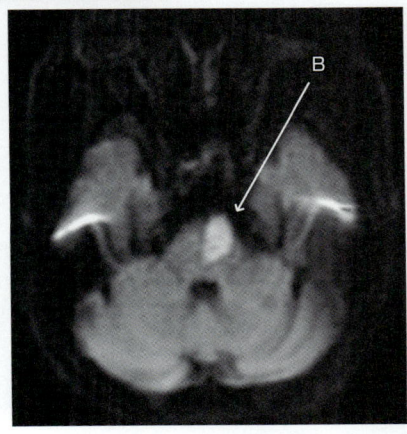

脳梗塞（もやもや病）

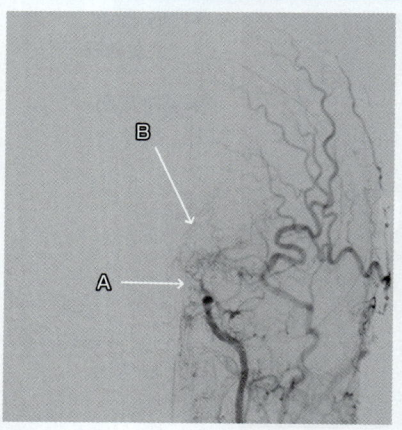

← DSA

左内頸動脈撮影正面像.

内頸動脈は終末部で閉塞し(A)，もやもや血管(B)が認められる.

↓ DSA

椎骨動脈造影側面像.

後大脳動脈から側副血行路(C)が発達している.

Memo

原因不明の疾患であり，脳虚血や脳出血で発症するが，無症候で偶然発見されることも多い.

小児は虚血（脳梗塞・一過性脳虚血発作）で発症することが多く，成人は出血で発症することがやや多い.

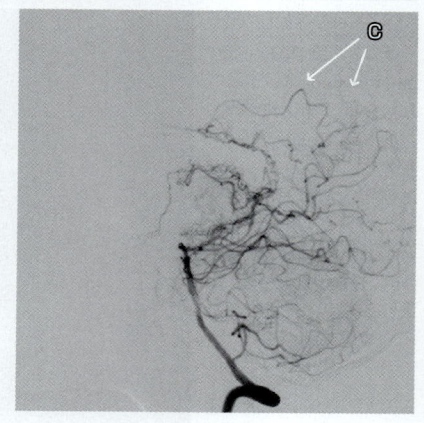

第2章 疾患特有の画像　95

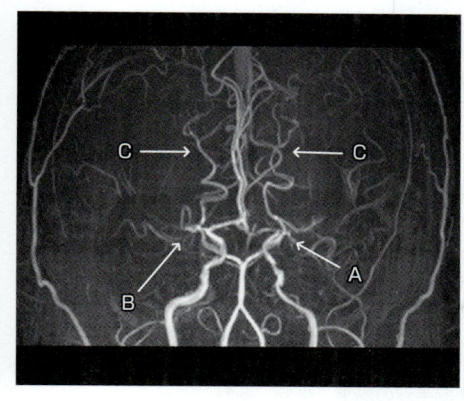

← MRA

Ａ：左内頸動脈終末部の閉塞．
Ｂ：右中大脳動脈近位部の閉塞．
Ｃ：発達した後大脳動脈．

↓ MRI T2WI

左内頸動脈・中大脳動脈のflow voidが消失し，脳槽内に発達したもやもや血管のflow voidを認める（D）．

Memo

過呼吸で虚血発作が誘発される．

特に小児・学童期には熱い食品の吹き冷まし，ピアニカ・リコーダーなどの吹奏楽器，啼泣などによって脱力発作が誘発されるのが特徴的である．

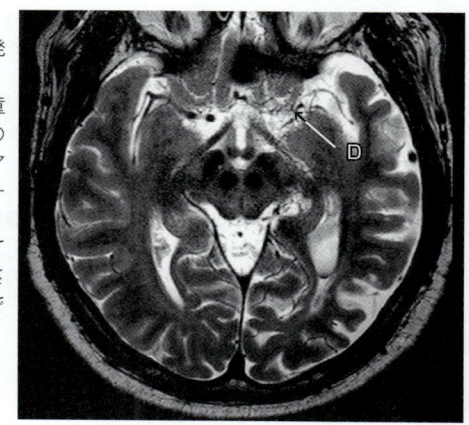

脳出血

●脳出血の特徴（NINDS III）[10]
- 全脳卒中のおよそ10%.
- 高血圧，特にコントロールされていない高血圧が脳出血の最大の要因.
- その他の原因：破裂脳動脈瘤，脳動静脈奇形，海綿状血管腫，薬物中毒（コカイン，アンフェタミン，アルコール），血液疾患，抗凝固療法，アミロイドアンギオパチー，脳腫瘍.
- 臨床症状は，出血部位と出血の重症度に依存する.
- 出血前に高血圧がなかったとしても，通常は初診時には血圧が上昇している.

●高血圧性脳出血の好発部位
- 基底核，視床，大脳半球の脳葉，小脳，脳幹.
- 大脳半球深部の出血は，対側の麻痺，感覚障害，優位半球であれば失語を引き起こす.
- 優位半球の視床出血も失語を引き起こす．眼球下転，眼球上転障害，反射のない縮瞳，輻輳麻痺は視床出血に特徴的である.

●脳葉型出血
　皮質や，皮質下の脳葉型出血の場合，大脳半球深部の出血に比べて，高血圧の既往が少ない．高齢者ではアミロイドアンギオパチーが原因のことが多い.

●小脳出血
　一側半球，歯状核からの出血が一般的．失調，嘔気，嘔吐を伴う.

●脳幹出血
　激烈な症状を呈することが多いが，少量の出血の場合には限局した症状を呈する.

高血圧性脳出血のタイプ

表4 被殻出血

タイプ	高度の脳室内血腫	
I	−	内包外側に限局
II	−	内包前脚に達する
IIIa	なし	内包後脚に達する
IIIb	あり	内包後脚に達する
IVa	なし	内包前脚,後脚に達する
IVb	あり	内包前脚,後脚に達する
V	−	視床あるいは視床下部に達する

〔金谷春之,他:高血圧性脳出血における新しい Neurological Grading および CT による血腫分類とその予後について.脳卒中の外科研究会講演集 1978;7:265-273.〕

表5 視床出血

タイプ	高度の脳室内血腫	
Ia	なし	視床に限局
Ib	あり	視床に限局
IIa	なし	内包に達する
IIb	あり	内包に達する
IIIa	なし	視床下部あるいは中脳に達する
IIIb	あり	視床下部あるいは中脳に達する

〔金谷春之,他:高血圧性脳出血における新しい Neurological Grading および CT による血腫分類とその予後について.脳卒中の外科研究会講演集 1978;7:265-273.〕

高血圧性脳出血（被殻出血）

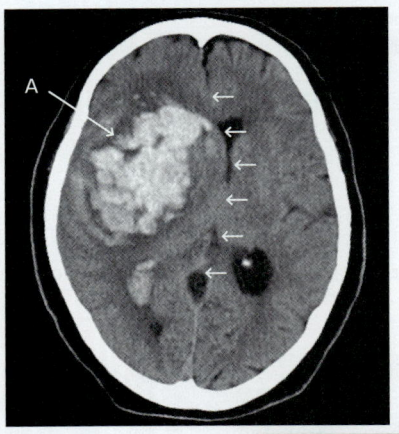

← CT
↓ MRI FLAIR

被殻の血腫（A）により脳が圧排され、正中の偏位（←）を認める．

Memo

MRI（T1WI，T2WI）の血腫の信号強度は経時的に変化する．

被殻出血は外側線条体動脈の破綻により生じることが多い．

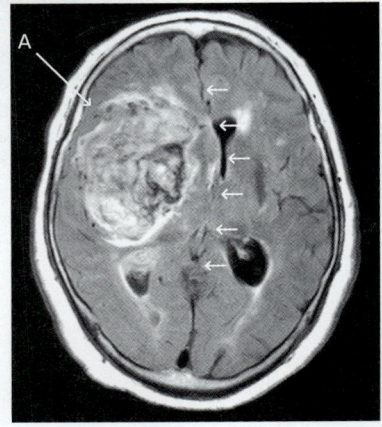

第2章 疾患特有の画像　99

高血圧脳出血（視床出血）

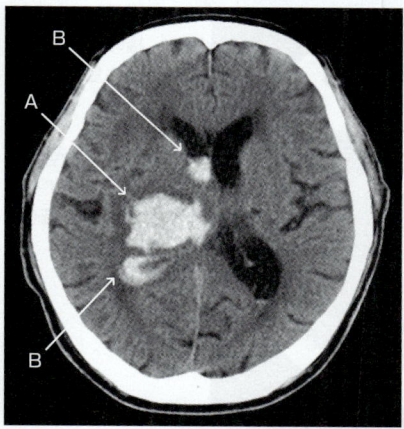

← CT
視床に高吸収の血腫（A）がみられ，側脳室への出血（脳室穿破）（B）がみられる．

↓ MRI T2*WI
低信号の血腫（C）を認める．

Memo
視床出血は側脳室や第3脳室へ穿破しやすい．

被殻にかけて後半に広がる混合型出血を呈する場合もある．

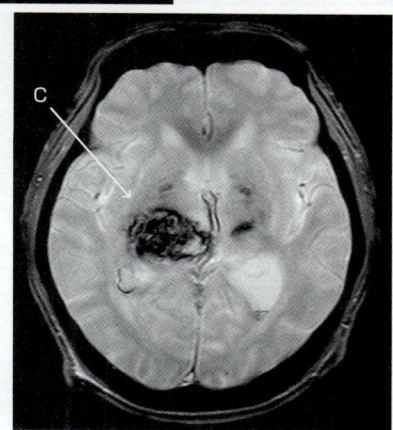

高血圧性脳出血（脳幹出血）

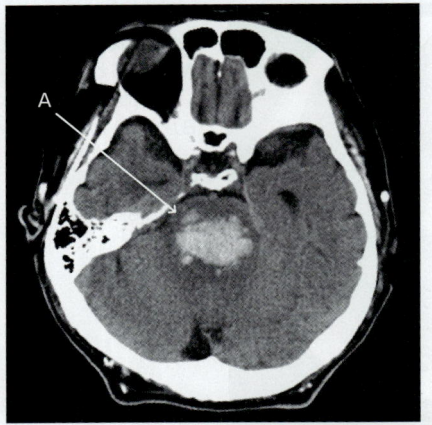

← CT
橋の正中に高吸収の血腫（A）がみられる．

↓ MRI T2*WI
右橋にモザイク状の低信号域（B）がみられる．

Memo
他の部位の出血に比較して重篤な症状を呈することが多い．

しばしば第4脳室へ穿破する．

橋出血が多い．

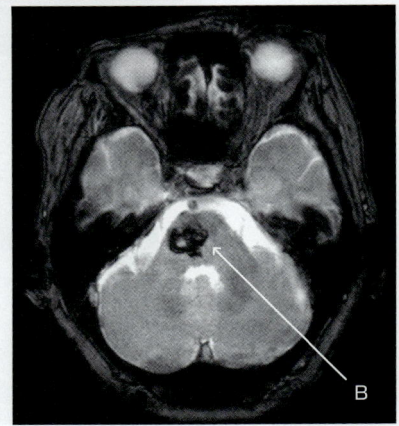

高血圧性脳出血（小脳出血）

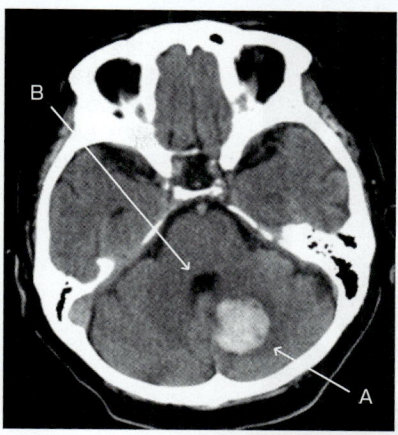

← CT
A：左小脳出血．
B：第4脳室．

↓ CT
　左小脳の血腫（C）により第4脳室（D）が圧排されている．

Memo

　めまい，嘔吐，失調，頭痛などで発症することが多いが，大きな血腫では前方の脳幹の圧迫や第4脳室の圧排・閉塞に伴う閉塞性水頭症により意識障害を呈する．

　脳幹出血と同様にしばしば第4脳室へ穿破する．

　歯状核からの出血が多い．

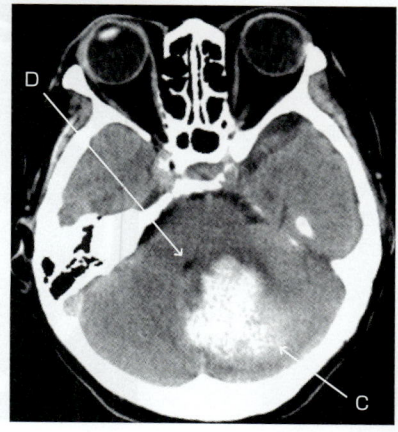

くも膜下出血

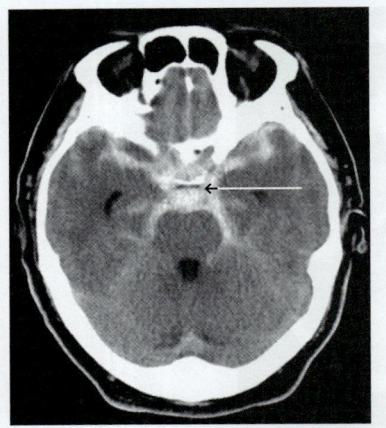

← CT

脳底槽を中心にくも膜下腔に出血を示す高吸収域を認める．

CTでのくも膜下出血検出率は 90〜95%．

Memo

くも膜下出血はくも膜下腔へ出血が生じた状態．

脳動脈瘤破裂が最も多い（85〜90%）．

突然の激しい頭痛で発症し嘔吐をしばしば伴う．

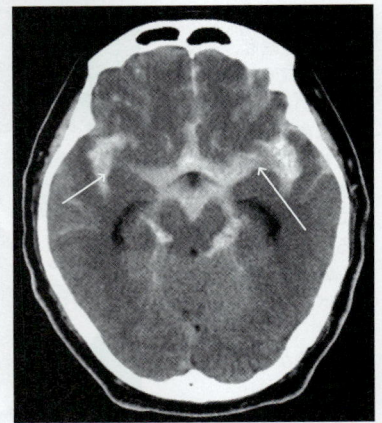

第2章 疾患特有の画像　103

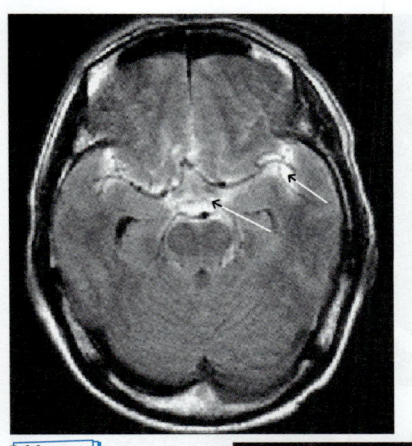

← MRI FLAIR

自由水の信号を抑制したT2強調画像で，脳脊髄液が低信号となるため通常のT1，T2などの撮像条件では検出が困難な脳槽内の異常が描出可能．

くも膜下出血は高信号域として描出され，その中に脳血管のflow voidが低信号で判別できる．

Memo

脳動脈瘤破裂によるくも膜下出血では24時間以内に再破裂することが多く，早急な診断と治療が必要．

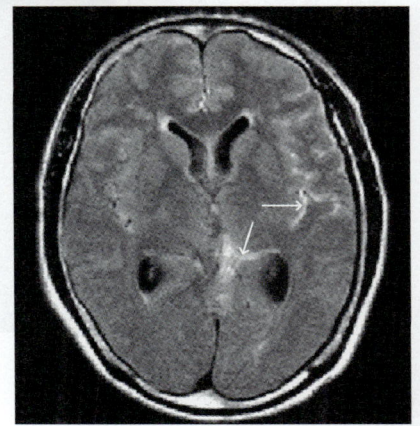

慢性硬膜下血腫

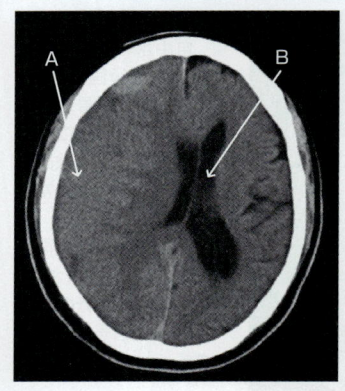

← CT

右側の硬膜下腔に,脳脊髄液とは異なる三日月型の血腫を認める.CTでは脳実質との判別が困難な場合もある.
A:血腫.
B:脳脊髄液(側脳室内).

↓ MRI

MRI(FLAIR)では血腫は軽度高信号域で描出され,脳実質とは明瞭に区別可能.
A:血腫.

Memo

頭部打撲などを契機に,血液が時間をかけて(概ね1か月以上)貯留し血腫を形成する.血腫が多量になると脳が圧迫され,頭痛,手足の脱力などを生じることがある.軽症であれば投薬で改善する場合もあるが,症候性であれば穿頭ドレナージ術が行われる.

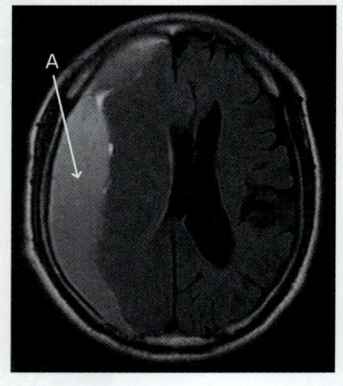

急性硬膜下血腫

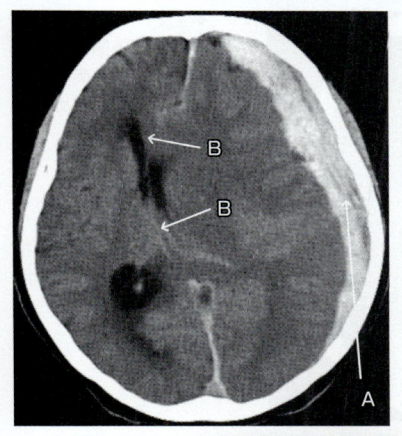

← CT

大脳左半球の脳表に，三日月型の高吸収を示す血腫があり，左脳の圧排が著明，正中偏位（B）もみられている．
A：血腫．

↓ MRI

冠状断．
MRI（FLAIR）では血腫は軽度高信号域で描出される．
A：血腫．

Memo

頭部打撲などを契機に，硬膜とくも膜の間に急に血液が貯留した状態である．脳表の静脈の破綻によることが多い．血腫が多量になると脳が圧迫され，頭痛，片麻痺，意識障害などを生じる．緊急での開頭血腫除去術が必要になる場合もある．

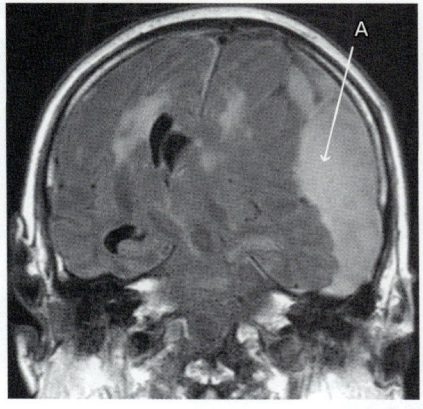

急性硬膜外血腫

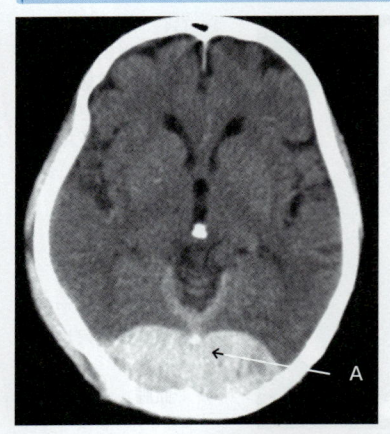

← CT
両側の後頭葉を圧排するように，両凸レンズ型の血腫を認める．
A：血腫．

↓ CT
矢状断．
血腫は高吸収域で描出され，後頭葉と小脳を圧排している．
A：血腫．

Memo

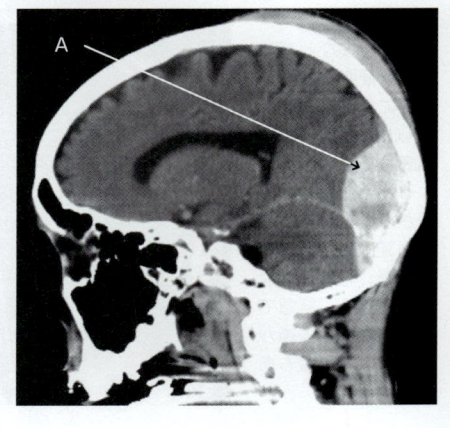

頭部打撲などを契機に，頭蓋骨と硬膜との間に急に血液が貯留した状態である．頭蓋骨の骨折を伴い，硬膜動脈の破綻によることが多い．血腫が多量になると脳が圧迫され，頭痛，片麻痺，意識障害などを生じる．緊急での開頭血腫除去術が必要になる場合もある．

脳挫傷

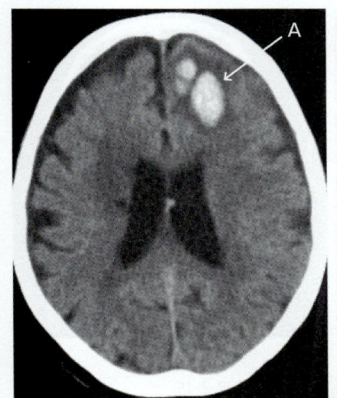

← CT

左前頭葉に点状の出血病変がみられる.

A：脳挫傷部の点状出血.

↓ MRI

MRI（FLAIR）では，左前頭葉の点状の出血病変と，その周囲の浮腫も描出される.

Memo

頭部打撲などにより，脳実質が挫滅・損傷した状態．頭蓋骨と脳がぶつかって生じる．打撲と反対側に生じる場合も比較的みられ，転倒による後頭部打撲で前頭葉の脳挫傷をきたす．保存的治療で軽快することが多いが，出血や脳浮腫が顕著な場合は開頭術が行われる場合もある.

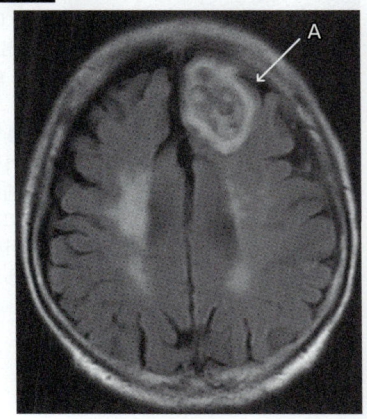

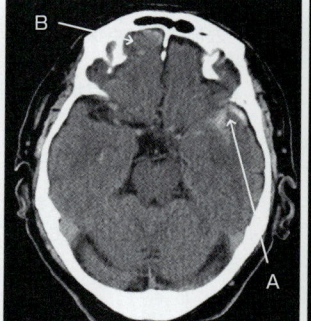

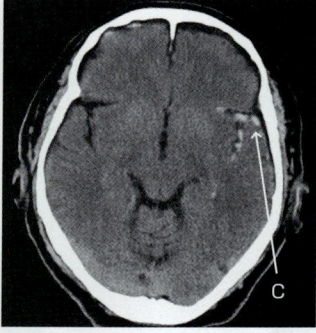

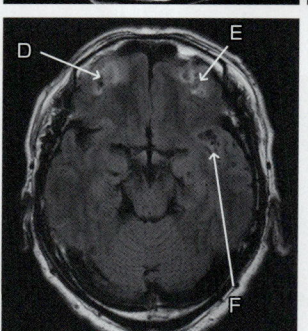

外傷性くも膜下出血

↖↑ CT
右後頭骨骨折.
A・C：シルビウス裂内のくも膜下出血.
B：前頭蓋底部の脳挫傷.

← MRI FLAIR
外傷翌日の MRI FLAIR.
前頭蓋底の脳挫傷が左右共に明瞭になっている(D, E).
外傷性くも膜下出血は減少している(F).

第2章 疾患特有の画像　109

眼窩骨折

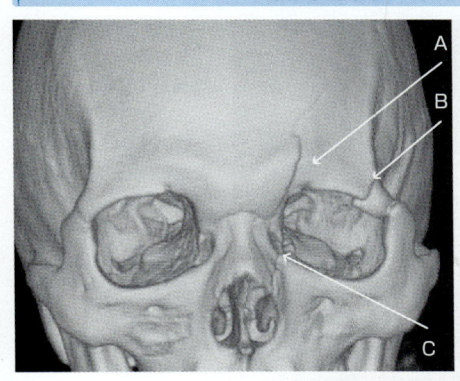

← 3D-CT
A：前頭骨の骨折.
B：眼窩上縁の骨折.
C：上顎骨の骨折.

↓ CT
冠状断.
D：眼窩壁の骨折.

Memo
　眼窩部に鈍的打撲を生じると，眼窩壁の中でも骨の薄い下壁や内側壁に骨折をきたしやすく，眼球運動障害・複視などの症状を呈することがある．保存的加療となる場合が多いが，眼球運動障害が高度であれば外科的治療を行う場合もある．

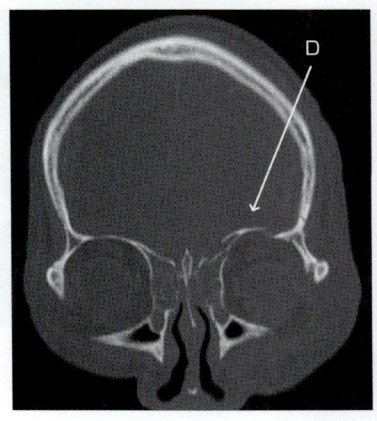

脳動脈瘤

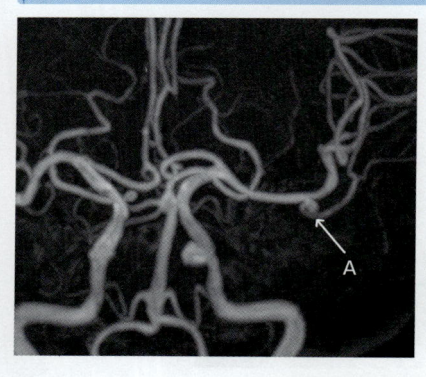

← MRA 3D-MIP

非侵襲的に脳血管の描出が可能.

3D解析を行うことで脳動脈瘤の形状,母血管との関係が明瞭に判別可能(A).

↓ MRA 3D surface rendering

左中大脳動脈に脳動脈瘤の形成を認める(A).

Memo

脳血管が囊状・紡錘状に拡大したものが脳動脈瘤で,破裂するとくも膜下出血になる.

画像診断,脳神経外科手術技術の発展に伴い脳ドックなどで発見される未破裂脳動脈瘤が予防的に治療される機会が増えている.

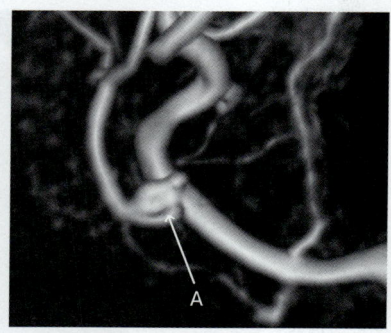

左内頸動脈巨大脳動脈瘤

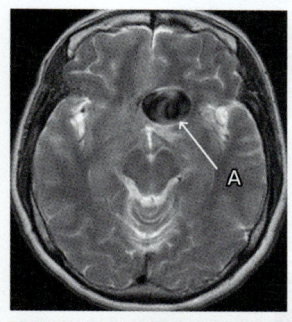

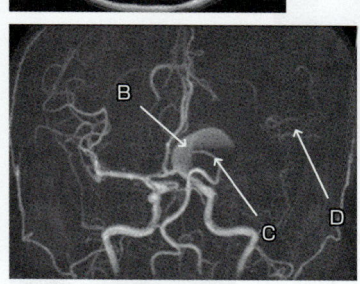

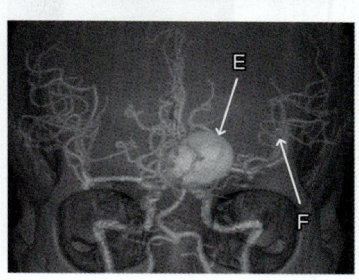

← MRI T2WI

脳動脈瘤が大きくなると通常の MRI でも異常 flow void として判別可能（A）.

動脈瘤内の乱流の影響で，均一な低信号ではなく，不均一な信号強度となっている.

↙ MRA 3D-MIP

動脈瘤が大きくなると，動脈瘤内の血液の流れが不均一となり，乱流の影響により，動脈瘤の一部分のみが描出される.

動脈瘤への流入部は流速が早く（B）信号がとらえられているが，流速が遅い部位（C）は信号が欠損している.

動脈瘤末梢の左中大脳動脈（D）の描出も不良.

← 3D-CTA volume rendering

MRA とは異なり，動脈瘤全体が均一に描出（E）され，動脈瘤末梢の左中大脳動脈（F）の描出も良好.

CTA には血流速度に左右されず，描出できる利点がある.

前交通動脈瘤

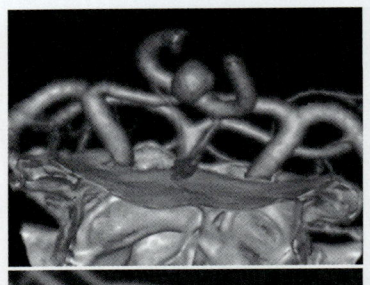

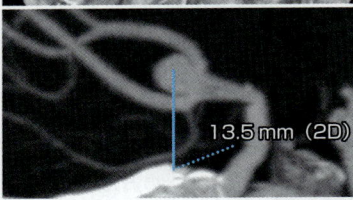

← CTA

ヘリカルスキャンによる3D-CTAは脳血管の状態を明瞭に描出が可能.

MRAではわかりにくい頭蓋骨との位置関係がわかるため手術アプローチを決めるうえでも有用.

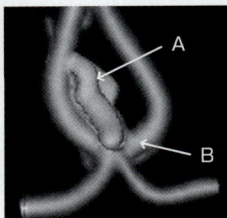

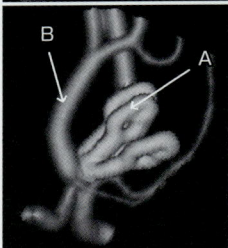

13.5mm（2D）

Memo

3D-CTAの発達により，クリッピング後の評価もCTAで十分に可能となった.

特に未破裂脳動脈瘤治療においてはその検査も非侵襲的であることが望ましいため，3D-CTAは有効性が高い.

A：クリップ.
B：血管.

MRAはクリップ部分が描出されず，クリップの確認には適さない.

未破裂脳動脈瘤（コイル塞栓術後）

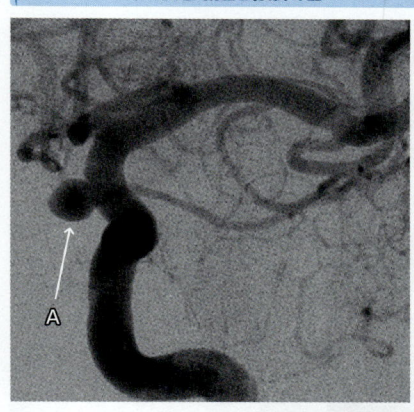

← 術前 DSA

左内頸動脈撮影正面斜位像．

A：脳動脈瘤．

↓ 術後 MRA

動脈瘤が閉塞し，動脈瘤内に血流がないため，動脈瘤は描出されない（B）．

Memo

コイルはプラチナ製である．プラチナは非磁性体のため，MRAでの経過観察が適する．

ステントを併用すると，ステント内の信号が低下し評価が困難になる．

CTAは金属アーチファクトが多く適さないが，改良された機種もある．

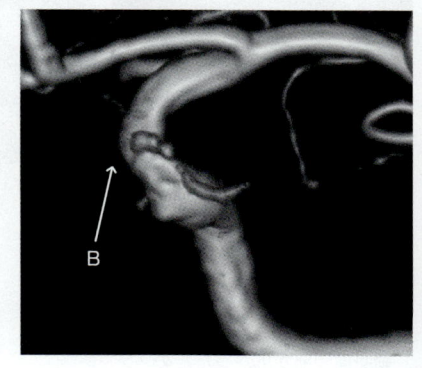

左内頸動脈－後交通動脈分岐部動脈瘤

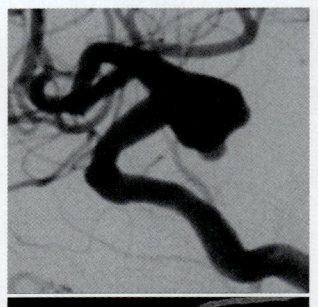

← DSA

左内頸動脈－後交通動脈分岐部に脳動脈瘤を認める．

surface rendering による 3D 解析で動脈瘤，母血管の形状が良好に描出される．

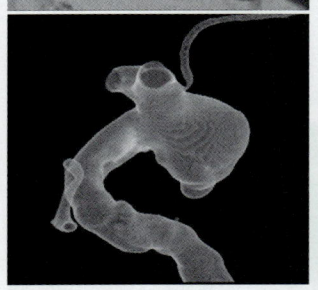

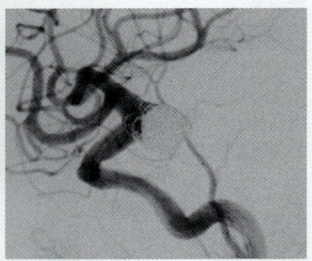

→ コイル塞栓術後

動脈瘤内腔がコイルによって充填され閉塞している．

動脈瘤頸部が広かったためステントを併用している．

→はステントの遠位端と近位端のマーカー．

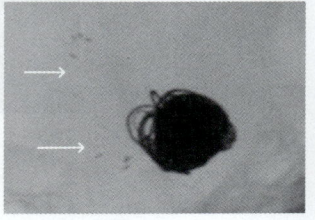

椎骨動脈解離性動脈瘤

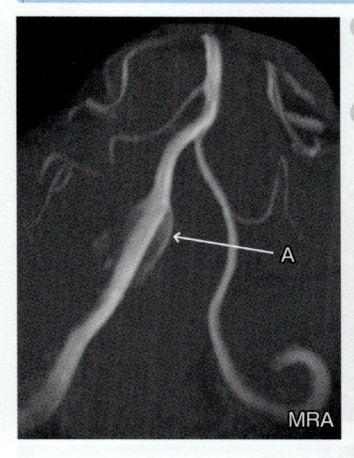

← MRA
右椎骨動脈の拡張と解離による偽腔(A)を認める.

↓ BPAS
血管の拡張所見(外腔)が確認できる(B).

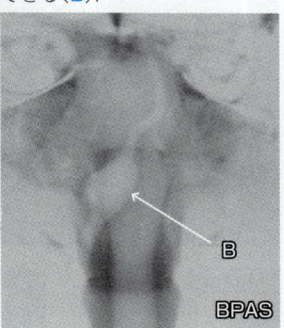

↓ DRIVE
解離した内腔の状態が明瞭に描出される.

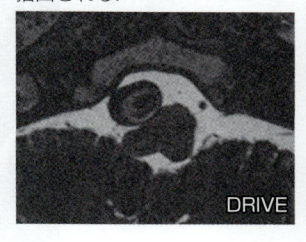

Memo
動脈壁の内弾性板の断裂により解離腔が生じ発生する.

解離が外層に拡大すると出血し,内腔側に広がると閉塞して脳梗塞を発症する.

頭蓋内椎骨動脈に形成されることが最も多い.

脳動静脈奇形（AVM）

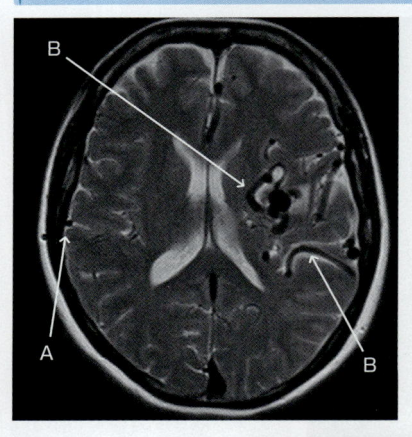

← MRI T2WI

血液が流れている部分が黒く抜けて見える（flow void）．
A：正常血管（静脈）．
B：拡張した流入動脈（feeder）．
C：ナイダス（nidus）．脳動静脈奇形（arteriovenous malformation：AVM）の本体．
D：導出静脈（drainer）．異常に拡張している．

Memo

血管の flow void が確認しやすいのは，MRI T2WI や PDWI での撮影．

CT では拡張した血管内の血液が高吸収（high density）となる．造影剤を使用すると強い増強効果が得られる．

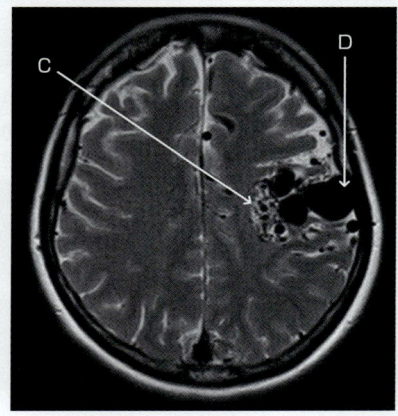

第 2 章 疾患特有の画像　117

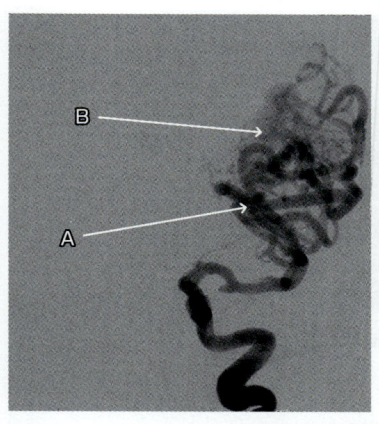

← DSA

左内頸動脈撮影正面像.
上図は動脈相. 下図は静脈相.
A：拡張した流入動脈 (feeder).
B：ナイダス (nidus).
C：導出静脈 (drainer).
D：正常静脈洞.

Memo [11]

AVM の年間出血率.
- 全体　：3.0%.
- 非破裂：2.2%.
- 破裂　：4.5%.

破裂の危険因子.
- 出血の既往.
- 深部に位置する.
- 深部静脈のみへの導出.
- 動脈瘤を伴う.

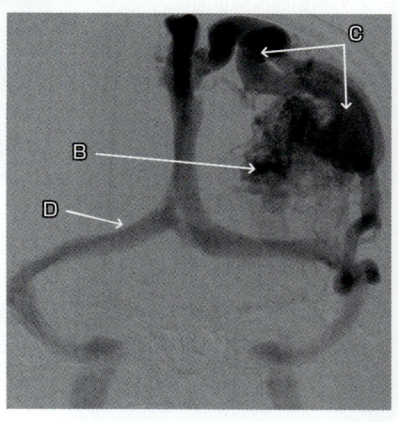

硬膜動静脈瘻

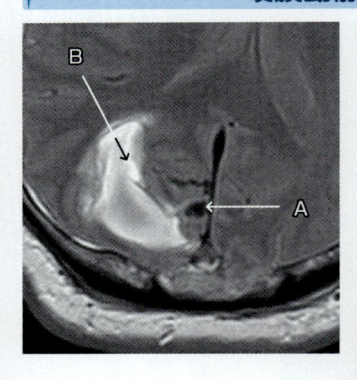

← MRI PDWI
A：異常血管の flow void（Eの拡張した皮質静脈に相当する）．
B：硬膜動静脈瘻からの脳出血．

→ DSA
右外頸動脈撮影正面像．
C：中硬膜動脈．
D：シャント部分．
E：導出静脈（拡張した皮質静脈）．

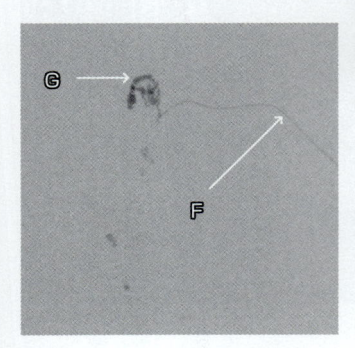

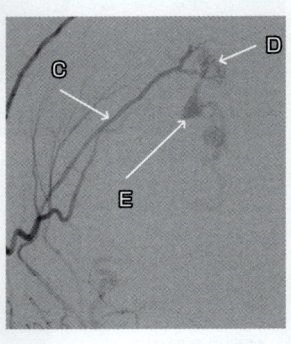

← 塞栓術中の DSA
F：左中硬膜動脈内のマイクロカテーテル．
G：シャント部分と導出静脈に到達した NBCA．

第 2 章　疾患特有の画像　119

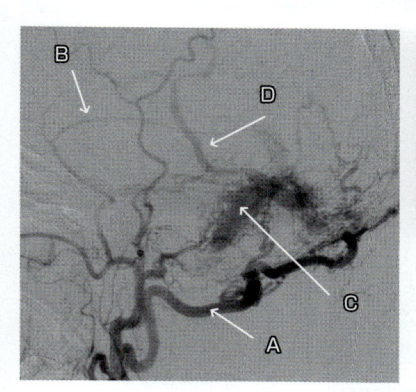

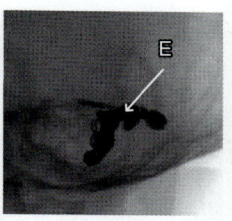

↑ DSA　**↗ 塞栓術後**

左 S 状静脈洞部硬膜動静脈瘻，左外頸動脈側面像．
A：後頭動脈．B：中硬膜動脈．C：S 状静脈洞（シャントが流入している，心臓側は完全に閉塞している）．D：Labbé 静脈（血液が逆流している）．E：塞栓術で留置したコイル．

表6　Cognard 分類[12]（硬膜動静脈瘻の分類）

タイプ	
I	静脈洞へ順行性に流出
II a	静脈洞へ逆行性に流出
II b	脳皮質静脈に逆流性に流出
II a＋b	静脈洞および脳皮質静脈に逆流性に流出
III	脳皮質静脈への逆流のみ，静脈の拡張なし
IV	脳皮質静脈への逆流のみ，静脈の拡張あり
V	脊髄静脈へ流出

海綿静脈洞部硬膜動静脈瘻

側面像

正面像

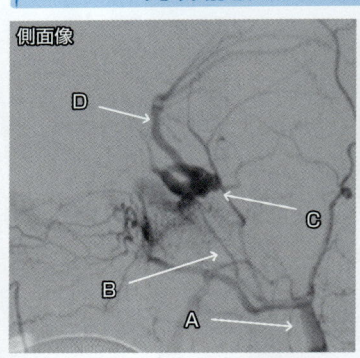

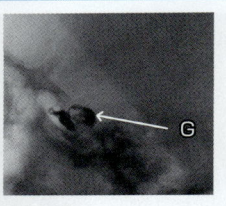

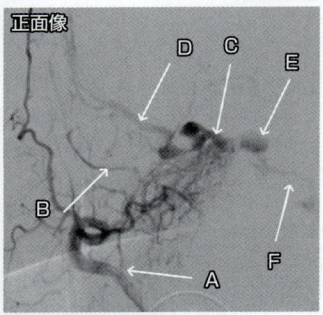

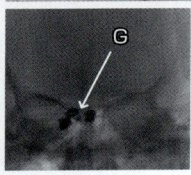

← DSA
A：外頸動脈．
B：中硬膜動脈．
C：右海綿静脈洞．
D：浅中大脳静脈．
E：左海綿静脈洞．
F：左下錐体静脈．
G：経静脈的塞栓術後のコイル．

Memo
海綿静脈洞部硬膜動静脈瘻の症状は、導出静脈に関係する．
①上眼静脈：眼球突出，結膜充血，複視，眼圧上昇，視力障害．
②中大脳静脈：脳出血，けいれん，大脳皮質の症状．
③上錐体静脈洞：脳幹の浮腫，脳出血．
④下錐体静脈洞：血管性雑音．
⑤海綿静脈洞の圧上昇：外転神経麻痺．

脊髄硬膜動静脈瘻

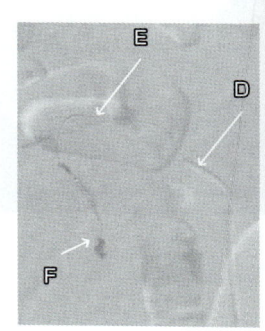

← 3D-CTA
A：腰動脈．流入血管．
B：静脈瘤．
C：脊髄静脈．導出静脈．

↓ DSA
D：血管撮影用カテーテル．
静脈瘤と導出静脈が確認できる．

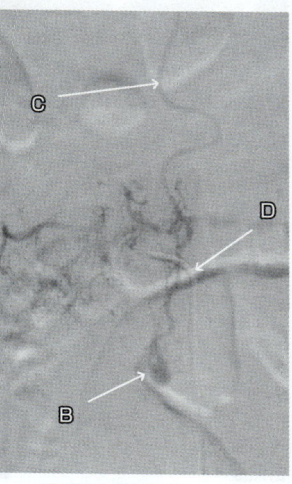

← 塞栓術中 DSA
E：マイクロカテーテル．
液体塞栓物質（NBCA）が静脈瘤に達し，治癒した（F）．

海綿状血管腫

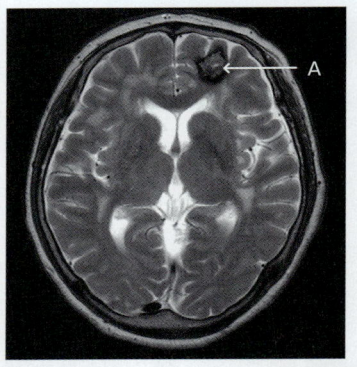

← MRI T2WI

不均一な高信号の境界明瞭な中心部と，周囲に低信号を認める(A)．

↓ MRI T2*

不均一な低信号の中心部の周囲に低信号を認め，過去の出血が示唆される(B)．

Memo [13]

症状
- けいれん発作 37%
- 出血 36%
- 頭痛 23%
- 局所神経症状 22%
- 無症状 10%

局在
- 大脳半球 66%
- 脳幹 18%
- 基底核，視床 8%
- 小脳 6%

自然歴
- 多発性 19%
- 年間出血率 2.4%

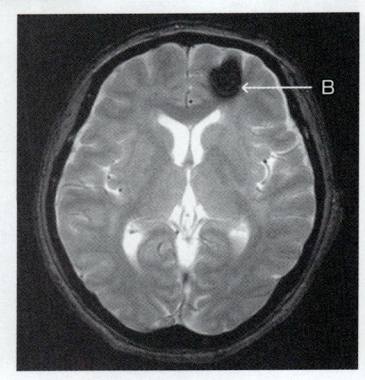

静脈性血管腫

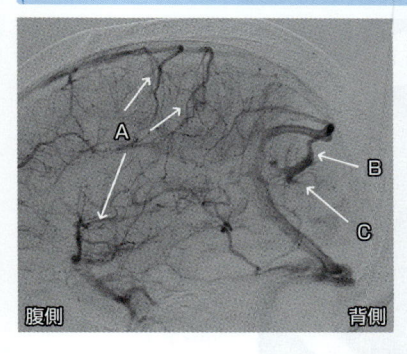

← DSA 左内頸動脈撮影 側面像

↓ DSA 左内頸動脈撮影 正面像

Ａのような正常な静脈還流が形成されず，脳実質を貫通する静脈（Ｂ）に向かって傘状の血管（Ｃ）がみられる（caput medusa）．

Memo

正常な髄質静脈が形成されず，代償として形成される．腫瘍ではない．

正常循環であることが多いが，本症例ではシャントを伴っている．

静脈性血管腫という呼称ではなく，developmental venous anomaly（DVA）とよぶ意見[14]があるが，過去の慣例から静脈性血管腫（MVM）を使用した．

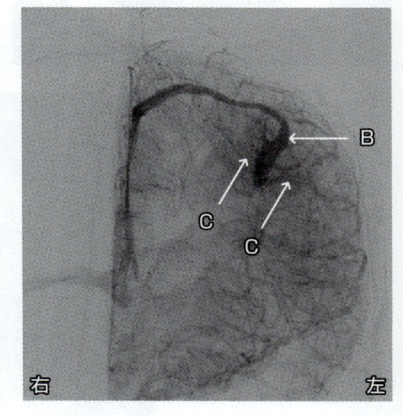

くも膜嚢胞

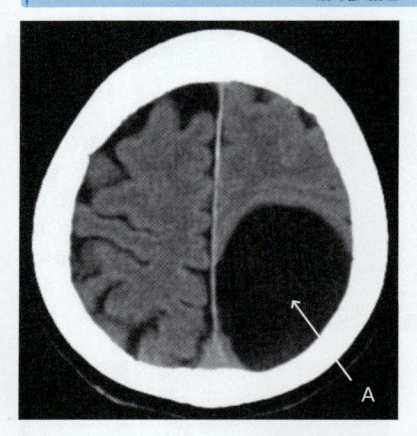

← CT

左大脳円蓋部の脳表に，脳脊髄液と同様に低吸収域を示す嚢状の病変がみられる．
A：くも膜嚢胞．

↓ MRI

T2強調画像．
MRIにても脳脊髄液と同等の信号強度で描出される．
A：くも膜嚢胞．

Memo

くも膜嚢胞は，くも膜で囲まれ内部に脳脊髄液を含む非腫瘍性の嚢胞性病変である．多くは中頭蓋窩に生じるが，円蓋部や後頭蓋に生じるものもある．症状を呈することはまれで，見つかっても経過観察となることが多い．

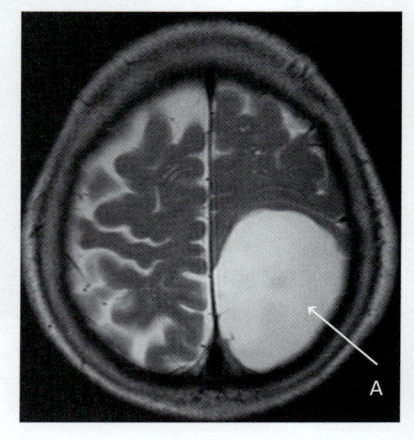

頭蓋内脂肪腫

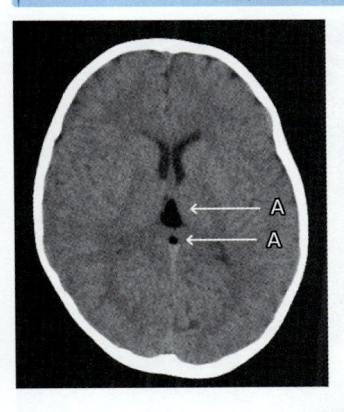

CT
正中部に，特徴的な非常に低い低吸収域を認める(A)．

MRI FLAIR
CTの低吸収域に一致した高信号を認める(B)．

Memo [15)]

まれな先天奇形．

通常無症候性で，偶然発見されることが多い．

脳梁周囲，正中線上に存在することが多い(半球間裂，四丘体槽，鞍上部，脚間槽)．シルビウス裂に存在する場合，けいれんを伴う．

他の頭蓋内奇形を合併することがある．

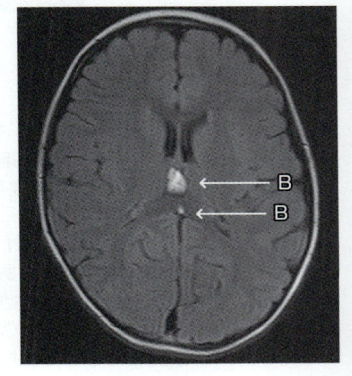

髄膜腫

→ T2WI

左円蓋部髄膜腫.

円蓋部の硬膜から発生した髄膜腫（meningioma）(A).

腫瘍内にサンバースト様（太陽光）の flow void を認める(B).

脳との境界は明瞭で，髄液が白い境界線として認められる場合がある(C).

腫瘍周囲に脳浮腫による高信号を認めるが，この部位には腫瘍は浸潤していない(D).

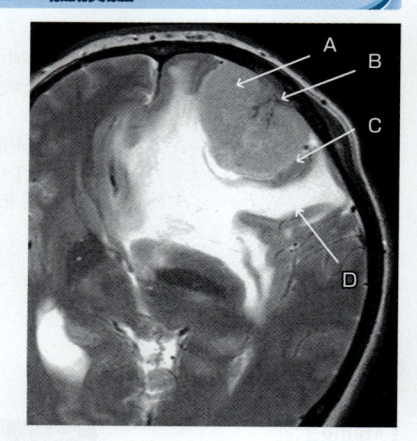

Memo
- 脳腫瘍で最も多く，全体の約 20% を占める．
- 組織学的に良性の場合が多いため境界明瞭．
- 脳を覆う硬膜から発生するため，成長すると脳を外側から圧排する．
- 腫瘍が大きいと周囲に浮腫を伴う．
- 栄養血管に非常に富むため，T2WI で腫瘍内にサンバースト様（太陽光）の flow void を認めることもある．
- 髄膜腫の発生部位によって，名称が変わる（例：円蓋部髄膜腫，傍矢状洞部髄膜腫，大脳鎌髄膜腫，テント髄膜腫，鞍結節髄膜腫など）．
- 単純 CT で石灰化を認めることもある．

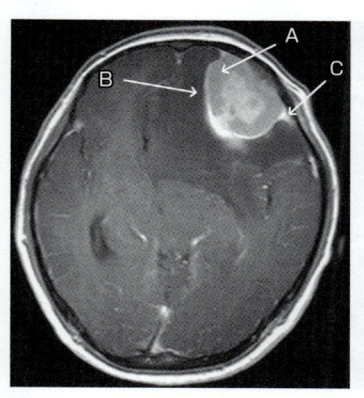

← T1WI ガドリニウム増強

強い増強効果を示す(A).

腫瘍と周囲との境界部がより明瞭に確認できる(B).

周辺の硬膜に反応性の肥厚が認められる(C).

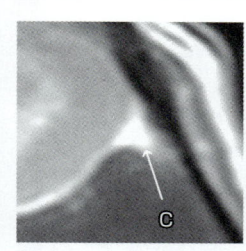

Memo

テールサイン(上図 C を拡大).

肥厚した硬膜を認める.

髄膜腫周辺の硬膜が肥厚し,尾っぽのような形に見える状態をテールサイン(dural tail sign)とよぶ.

聴神経腫瘍

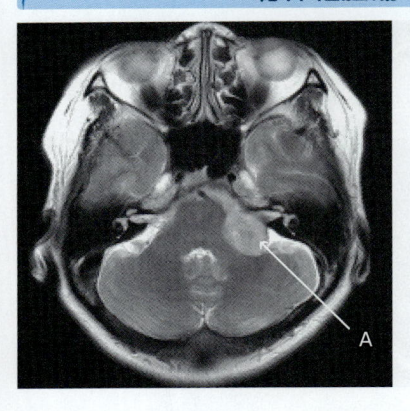

← T2WI

脳実質よりやや高信号の腫瘍を小脳橋角部(脳幹の橋と小脳に挟まれた部位)に認める(A). 聴神経腫瘍(acoustic tumor：AT)である.

境界鮮明で, 脳幹が外側から軽度圧迫されている.

→ T1WI ガドリニウム増強

腫瘍内部が不均一ではあるが, 全体に強く増強されている. 周囲との境界は明瞭である(B).

内耳道内に腫瘍が伸展しているのが特徴である(C).

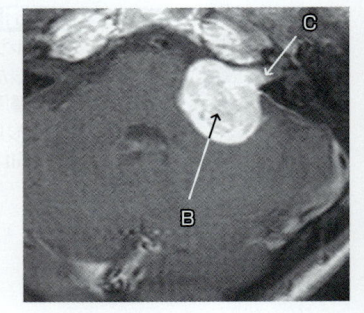

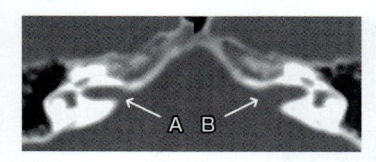

← CT 骨条件

内耳道の確認に適する.
左(B)と右(A)の内耳道を比較すると左(B)が拡大しているのがわかり,内耳道内に腫瘍が進展している.

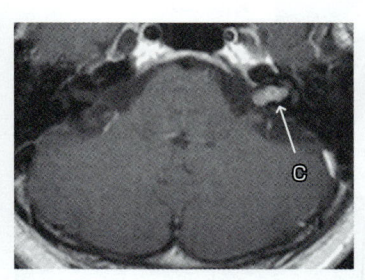

← T1WI ガドリニウム増強

左内耳道内に限局した聴神経腫瘍が,強く増強されている(C).

Memo

- 聴神経を包む神経鞘から発生する良性腫瘍で,聴神経鞘種ともよばれる.
- 小脳橋角部に発生する髄膜腫との鑑別は,
  ①内耳道内に伸展している.
  ②囊胞を有することもあり(15%),内部が不均一である.
- 内耳道に限局した腫瘍(intra canalicular type)も 5% 程度ある.

下垂体腺腫

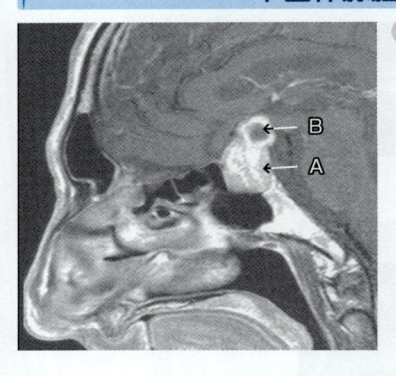

← T1WI ガドリニウム増強

矢状断.

拡大したトルコ鞍に充満する，増強効果（+）の腫瘍（非機能性腺腫）（A）．

一部に嚢胞を伴う（出血変化）（B）．

→ T1WI ガドリニウム増強

冠状断．

海綿静脈洞部内頸動脈．腫瘍の外側への浸潤の目安になる（C）．

拡大したトルコ鞍に充満し，上方へ進展する腫瘍の広がりが確認できる（D）．

一部に嚢胞を伴う（出血変化）（E）．

腫瘍により上方に進展される視神経が確認できる（F）．

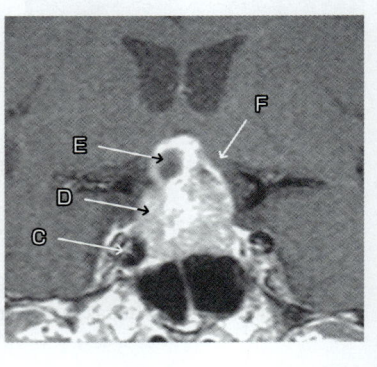

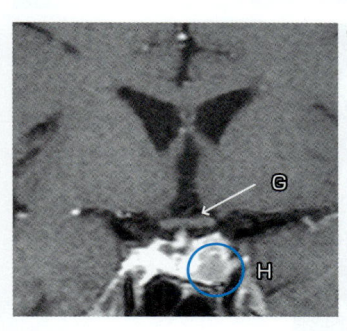

← T1WI ガドリニウム増強

冠状断.
G：正常視交叉.
H：microadenoma（微小腺腫）.

Memo

直径 5 mm 未満の下垂体腺腫を microadenoma という.
造影にて，正常下垂体が強く増強されるのに対し，腫瘍はあまり増強されないため，相対的に低信号に描出される.

Memo

下垂体腺腫は，下垂体前葉から発生する.
ホルモン産生性腺腫とホルモンを産生しない非機能性腺腫に分類される.
下垂体前葉から分泌されるホルモン.
- プロラクチン：PRL.
- 成長ホルモン：GH.
- 甲状腺刺激ホルモン：TSH.
- 副腎皮質刺激ホルモン：ACTH.
- 性腺刺激ホルモン：LH，FSH.

頭蓋咽頭腫

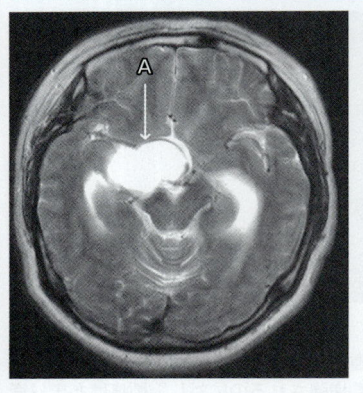

← T2WI

髄液と同等の高信号の嚢胞性腫瘤を認める(A). 頭蓋咽頭腫(craniopharyngioma)である.

→ T1WI ガドリニウム増強

軸位断.

造影では部分的なリング状の増強効果を有し(B), 一部に壁在結節とよばれる腫瘍本体の塊を認める(C).

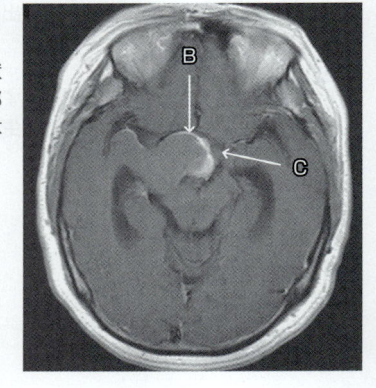

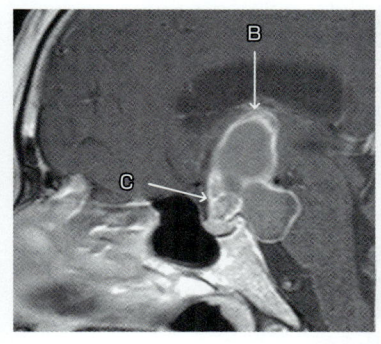

第 2 章 疾患特有の画像 133

← T1WI ガドリニウム増強
矢状断.
造影では部分的なリング状の増強効果を有し(B),一部に壁在結節とよばれる腫瘍本体の塊を認める(C)

→ CT
CT では囊胞内に石灰化を確認できる(D).

Memo
- 鞍上部(眼窩奥の中央付近,下垂体の上)から広がる囊胞性の腫瘍.
- 石灰化と壁在結節が特徴.

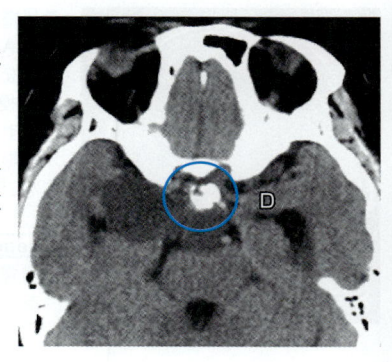

悪性度の低い神経膠腫（星細胞腫など）

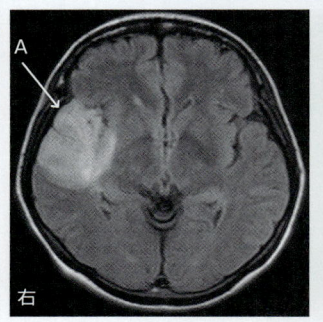

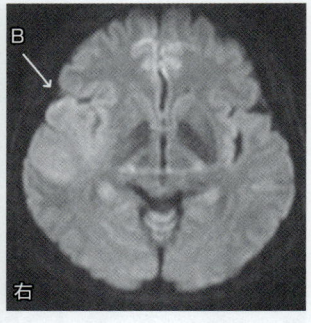

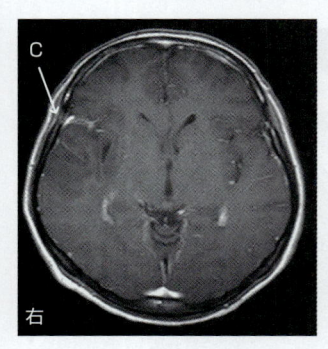

●星細胞腫

FLAIRにて右側頭葉に広範で均一な高信号域を認める(A).

脳梗塞とは異なり，DWIではうっすら淡い高信号を呈する(B).

造影ではほとんど増強効果を示さない(C).

Memo

- 増強効果に乏しいため，T2WIあるいはFLAIRにて確認されることがしばしば．
- 石灰化や腫瘍内出血はまれ．
- gradeが進行すると境界不鮮明となり増強効果も出てくる．

悪性度の高い神経膠腫（神経膠芽腫など）

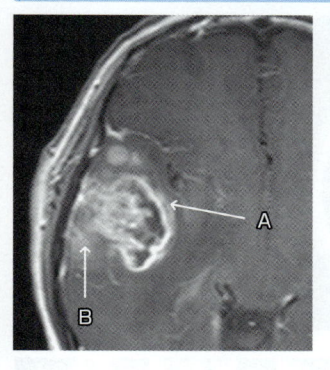

●神経膠芽腫

脳内に発生，脳実質内へ浸潤性に発育する．

強い増強効果を示し，周囲のリングは形と厚みが不整となるため，花輪状とよばれる（A）．

一部リングは欠損し境界が不鮮明（B），脳内への浸潤を示す．

正常血管（C）を取り込むように腫瘍が発育している．

Memo

腫瘍内は出血や壊死を伴うため，T1WI および T2WI では不定な信号域を示す．

診断には腫瘍シンチグラフィも有用で，悪性度の低い神経膠腫では集積が淡いのに対し，悪性の神経膠腫では強い集積像を認める（タリウムシンチグラフィ）．

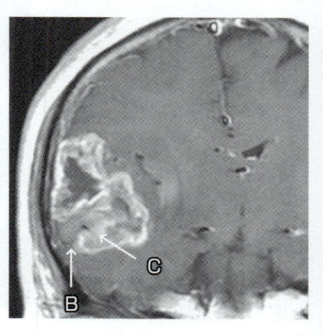

転移性脳腫瘍

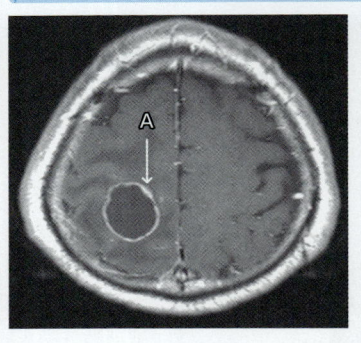

← T1WI ガドリニウム増強

脳内，特に皮質と白質の境界部に転移することが多い．造影でリング状に増強効果を認め，壁が神経膠芽腫と異なり整っている（A）．

→ T1WI ガドリニウム増強

多発病巣を呈することもある．小脳，脳幹，右側頭葉に多発する結節性の腫瘤病変で，大腸癌の脳転移であった（→）．

Memo

ガドリニウム投与量は，通常 0.2 mL/kg 投与するが，転移性脳腫瘍が疑われ，増強されないか効果が不十分であった場合，初回投与から 20 分以内に 0.2 mL/kg を追加投与できる（ガドテリドール）．

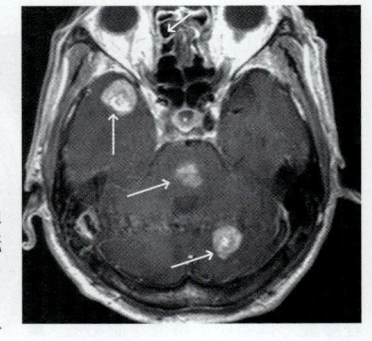

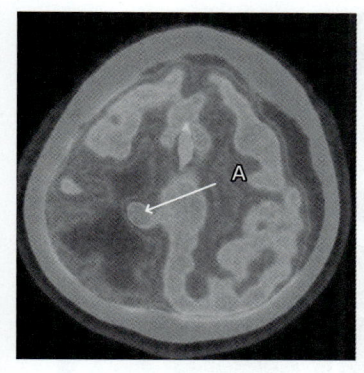

← PET-CT

転移性脳腫瘍の診断にはPET-CT が有用.

囊胞の一部に集積像を認める(A).

→ PET-CT

全身スキャンで右肺野に原発巣を認める(B).

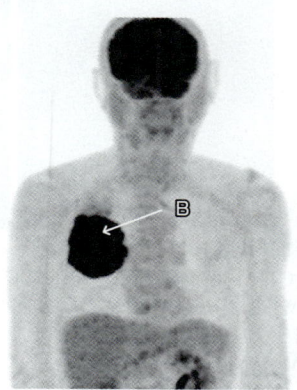

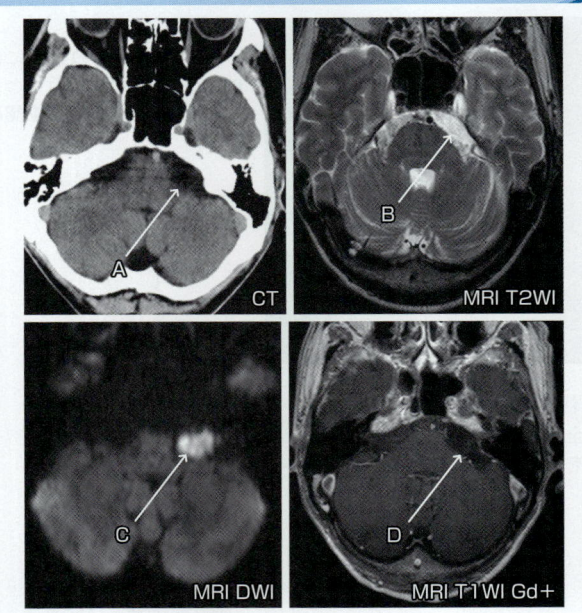

類表皮腫

CT | MRI T2WI
MRI DWI | MRI T1WI Gd+

○類表皮腫

CTでは低信号(A). MRI T2WIでは髄液と同等の高信号(B). MRI DWIでは明瞭な高信号(C). MRI T1WIでは髄液と同等の低信号で,明らかな増強効果を認めない(D).

Memo [16]

類上皮腫/囊胞は,外胚葉上皮組織の遺残による先天性の病変である.頭蓋内腫瘍の0.2〜1.8%,小脳橋角部に発生することが多い.

MRI DWIで,くも膜下腔に明瞭な高信号を認める.T1WIで増強効果は認めないか,辺縁部にわずかに認めるのみである.

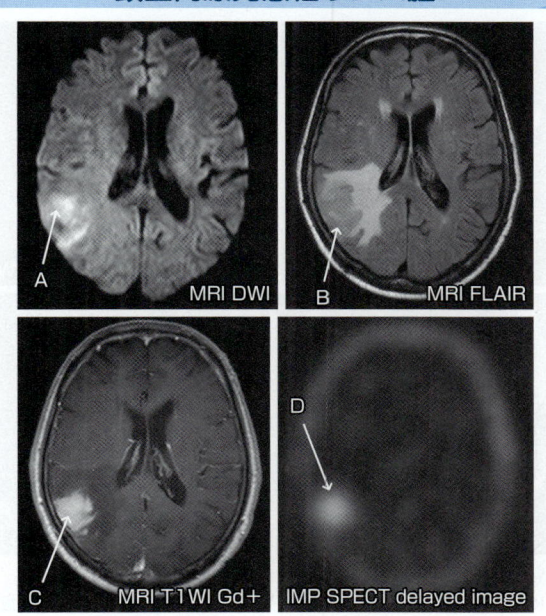

頭蓋内原発悪性リンパ腫

MRI DWI | MRI FLAIR | MRI T1WI Gd+ | IMP SPECT delayed image

●頭蓋内原発悪性リンパ腫

MRI DWI では高信号を認める(A). MRI FLAIR ではやや高信号の中心部と周辺に脳浮腫による強い高信号を認める(B). T1WI ガドリニウム増強では腫瘍本体が均一に増強される(C). IMP SPECT delayed image では腫瘍に一致した取り込みが認められる(D).

Memo [17)]

悪性リンパ腫では, ^{123}I-IMP SPECT delayed image にて取り込みの増加が認められる. 他の中枢神経腫瘍では時間とともに取り込みが減少していくが, 悪性リンパ腫では取り込みが増加するのが特徴である.

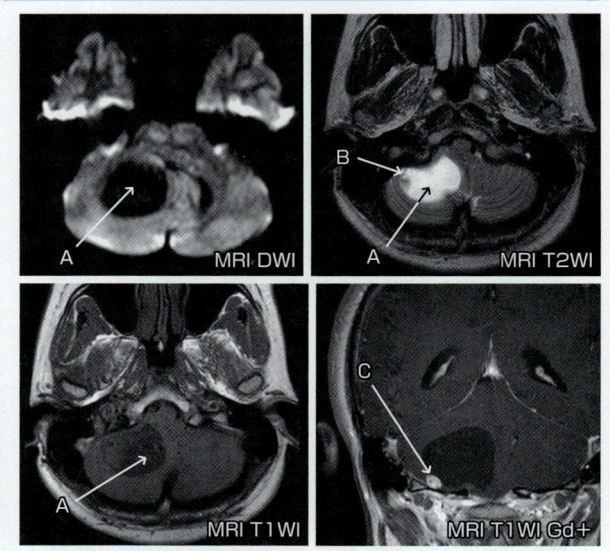

血管芽細胞腫

MRI DWI、MRI T2WI、MRI T1WI、MRI T1WI Gd+

○血管芽細胞腫

MRI DWI では囊胞(A)の低信号を認める．MRI T2WI では囊胞(A)は高信号を認め，囊胞壁の一部に信号強度の異なる結節(B)を認める．T1WI では囊胞(A)は髄液よりもやや高信号を認める．T1WI ガドリニウム増強では囊胞壁の結節が増強される(C)．囊胞壁全体は増強されない．

Memo [18]

MRI 上は3つのタイプに分けられる．最も多いのが本症例のように大きな囊胞と壁の一部に増強効果のある小さな結節状腫瘍を認めるタイプ．その他が，充実性腫瘍のタイプと，囊胞壁全体が増強されるタイプである．増強効果が認められる部位は摘出する必要がある．

低酸素虚血性脳症

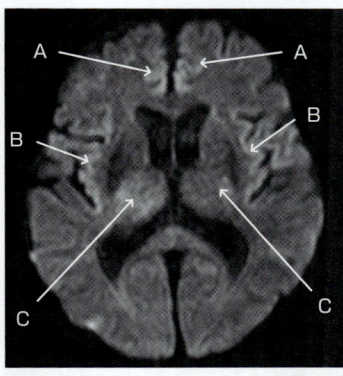

← MRI DWI
↓ MRI FLAIR

洞不全症候群から心肺停止後蘇生16時間後のMRI.
A：両側前頭葉皮質.
B：両側島皮質.
C：両側視床.
　左右対称な高信号を認める.

Memo [19]

　代謝性脳症では，左右対称に皮質，基底核，視床に異常をきたす.
　画像で鑑別することは難しく，病歴が重要になる.
　主な脳症を示す.
- 低酸素虚血性.
- 低血糖性.
- 非ケトン性高血糖性.
- 肝性.
- 尿毒症性.
- 高アンモニア血症性.
- 可逆性後頭葉白質脳症.

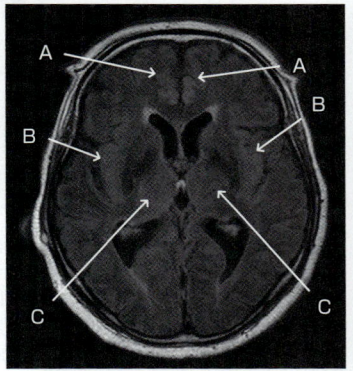

低血糖性脳症

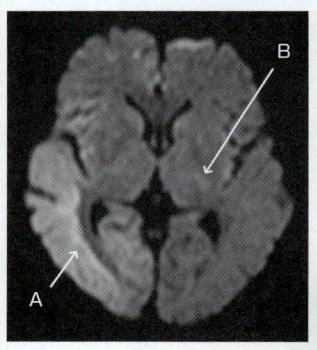

← MRI DWI
右後頭葉(A),左内包(B)に高信号を認める.

← MRI ADC map
DWI高信号に一致する低信号を認める.

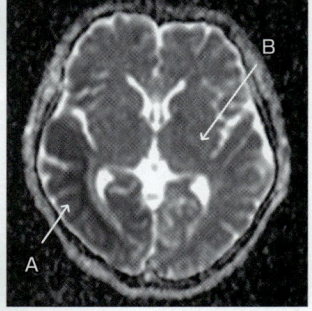

← MRI T2WI
明らかな変化は認められない.

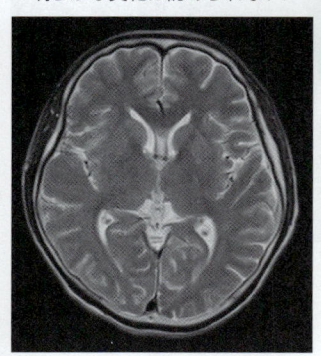

Memo [20)]
最も早く変化が現れるのはDWIで,ADCは低下する.病変の大きさは低血糖の重症度と時間に依存する.大脳皮質,基底核,内包後脚に高信号を認めやすく,多くは両側性であるが,左右不対称であったり,稀に片側性である.

高血圧性脳症

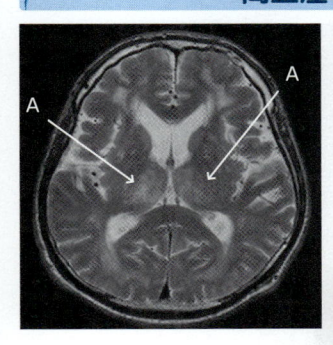

← ↓ MRI T2WI

両側視床（A）に左右対称な高信号を認める．

脳幹（橋）（B）に左右対称な高信号を認める．

↓ MRI DWI

中段写真と同一断面．DWIでは，異常所見を認めない．

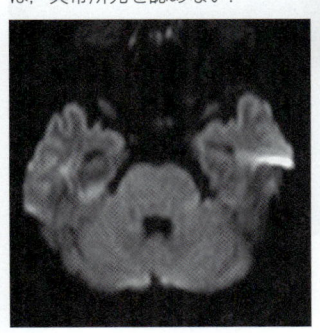

Memo [21]

高血圧性脳症は，全身血圧の上昇に伴い，頭痛，けいれん，視力障害，その他の神経症状を起こす症候群である．

後頭頭頂葉，小脳，前頭葉，基底核のほか，視床，脳幹に浮腫を認める．

Wernicke 脳症

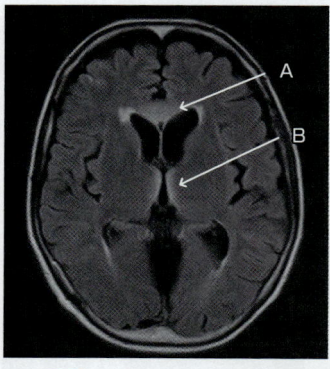

MRI FLAIR
A：脳梁．
B：視床．
C：中脳水道周囲．
両側性に高信号を認める．

Memo [22]

Wernicke 脳症はアルコール依存症などによるビタミンB_1欠乏によって引き起こされる，稀な病態で，重篤な神経症状を呈する．

MRI T2WI，FLAIR では視床，乳頭体，蓋板，中脳水道周囲に，高信号を呈することが多く，稀に小脳，脳神経核，大脳皮質にも高信号を認める．

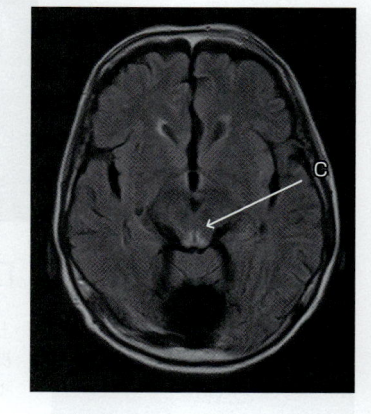

てんかん重積発作

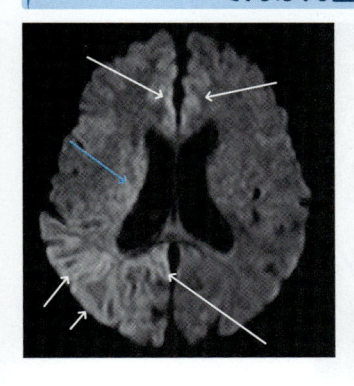

← MRI DWI

てんかん発作後1時間.

右大脳皮質を主に高信号を認める. 血管支配領域に一致しない(白矢印).

右深部白質にも高信号を認める(色矢印).

↓ MRA

DWI高信号と同側の右中大脳動脈(A)が左(B)に比して明瞭で, 右皮質静脈(C)も描出され, 過還流状態が示唆される.

Memo [23)]

てんかん重積にMRI DWIで高信号が認められやすい部位.
- 焦点と同側の海馬, 島, 視床後部.
- 視床後部の高信号と同側大脳皮質. 対側小脳.
- 脳梁.

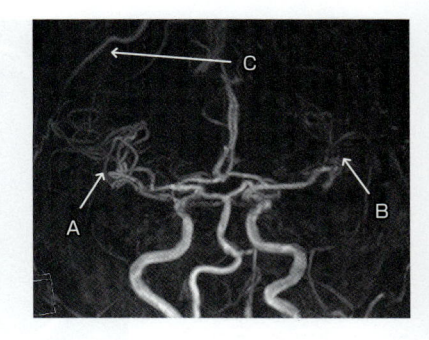

多発性硬化症（特殊例）

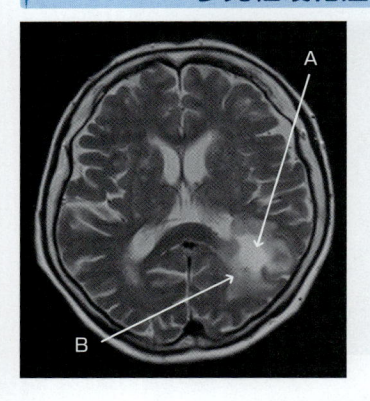

← MRI T2WI

脊髄液と同等の高信号（A）周囲に，浮腫（B）を伴っている．

↓ MRI ガドリニウム増強

リング状に増強（C）されているが，一部灰白質側が増強されず（D），オープンリングサインとよぶ．

Memo [24)]

多発性硬化症（multiple sclerosis：MS）などの，脱髄疾患において，腫瘍や膿瘍と鑑別が必要な大きな病変を形成することがある．造影 MRI を行うと，腫瘍や膿瘍では全周がリング状に増強されるが，脱髄疾患では基底核側や，灰白質側の一部が造影されないオープンリングサインを呈することがあり，鑑別の一助となる．

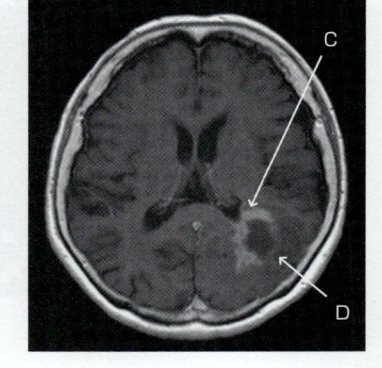

脳膿瘍

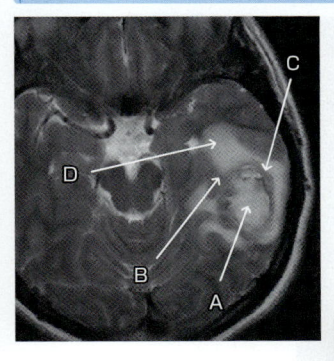

← MRI T2WI
中心部の高信号(A)を取り囲む等信号の被膜(B)が認められ、被膜の最内層には低信号の部位(C)を認める。周辺には脳浮腫による高信号(D)を認める。

→ MRI DWI
中心部の内容液(A)が膿瘍に特徴的に認められる高信号を呈する。

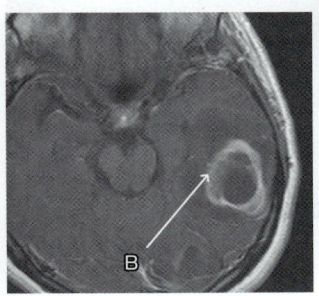

← MRI T1WI ガドリニウム増強
膿瘍辺縁部の被膜(B)が増強される。

Creutzfeldt-Jakob 病（CJD）

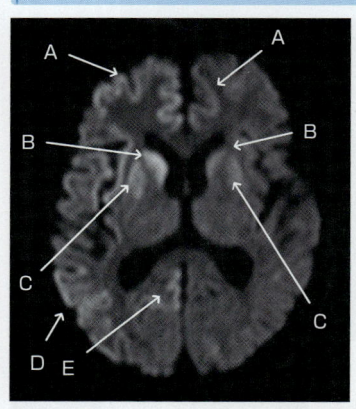

←↓ MRI DWI
A：前頭葉皮質．
B：尾状核．
C：被殻．
D：側頭葉皮質．
E：後頭葉皮質．
F：頭頂葉皮質．

左右差を認めるが，両側基底核，大脳皮質に高信号を認める．

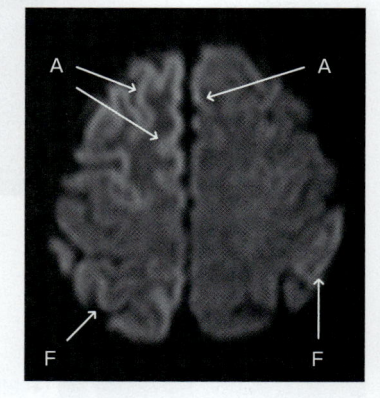

Memo [25]

Creutzfeldt-Jakob 病（CJD）の MRI では，DWI の所見が診断に有用であるとの報告が多い．

DWI で陽性率が高いのは，大脳皮質，尾状核，被殻，視床の順で，特に大脳皮質のリボン状の高信号所見が重要である．

脊椎椎間板ヘルニア

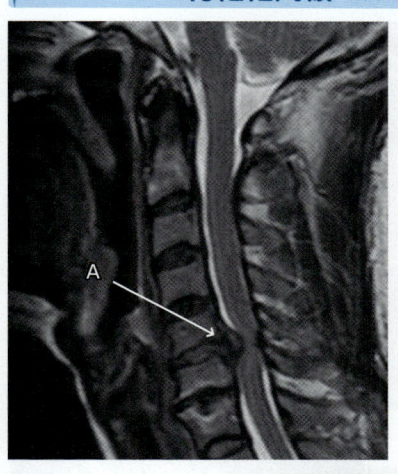

← MRI T2WI sagittal
↓ MRI T2WI axial

変性した椎間板が突出し,脊髄を圧迫している.
A：変性した椎間板ヘルニア（第5/6頸椎）.

Memo

長期圧迫による循環障害,頸部過伸展過屈曲による外傷によって脊髄内に高信号を呈することがある.

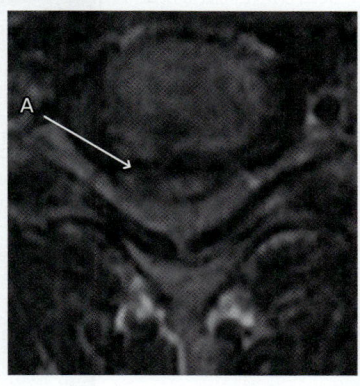

脊椎椎間板ヘルニア（前方除圧固定術後）

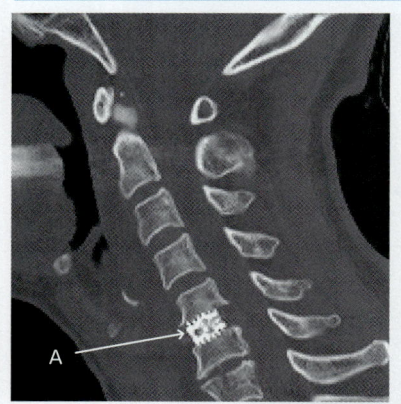

← CT sagittal

変性した椎間板を前方より摘出，人工の椎間板（ケージ）を挿入している．

A：チタン製ケージ．

→ MRI T2WI sagittal

突出した椎間版は摘出され，脊髄の圧迫は解除されている．

A：チタン製ケージ．

Memo

ケージには様々な形状があるが，チタン製は金属のアーチファクトが少ない．

多椎間にわたる場合は後方除圧椎弓形成術がなされることもある．

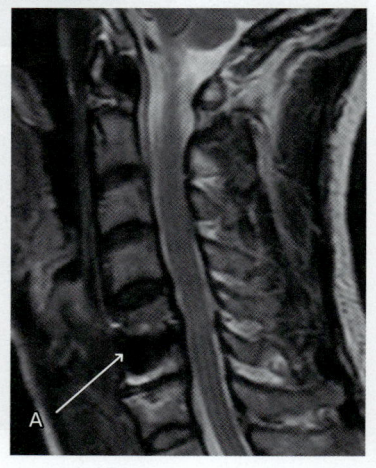

第2章 疾患特有の画像　151

後縦靱帯骨化症（OPLL）

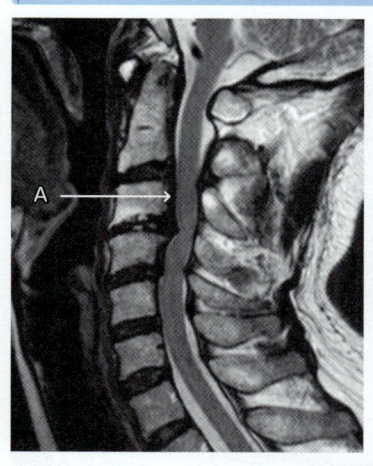

← MRI T2WI sagittal

後縦靱帯骨化（低信号）により第3頸椎から第4頸椎椎体レベルで脊髄の圧迫が認められる（A）．

→ CT sagittal

後縦靱帯骨化症はCTが最も有用で，病巣の広がりを確認しやすい（A）．

Memo

後縦靱帯骨化症（ossification of posterior longitudinal ligament：OPLL）には病巣の広がり方が分類される．
- 分節型（50.4%）．
- 連続型（18.9%）．
- 混合型（30.7%）．

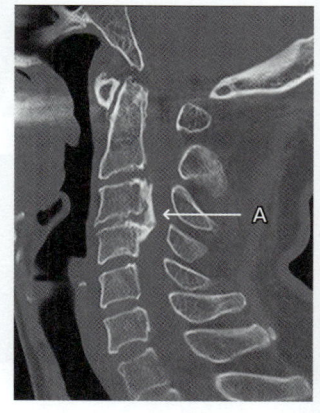

後縦靱帯骨化症（椎弓形成術後）

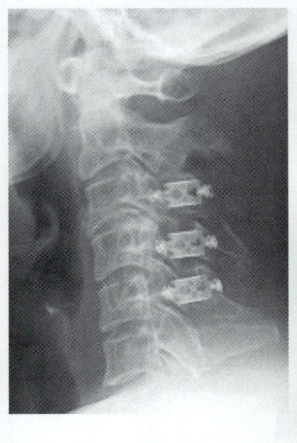

← X線側面像
第3頸椎から第5頸椎にかけてチタン製バスケットにより脊柱管拡大術が施行されている．

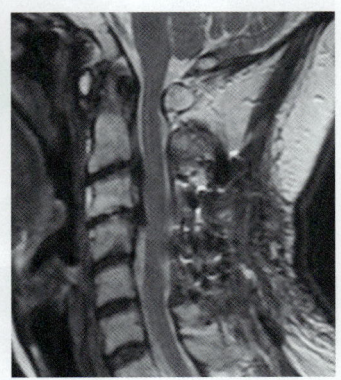

→ MRI T2WI sagittal
脊柱管拡大に伴い，脊髄の圧迫が解除され，脳脊髄液の高信号も確認できる．

→ CT axial
片開き法．
椎体形成術には片開き法，観音開き法（両開き法）があり，使われるデバイスも様々である．

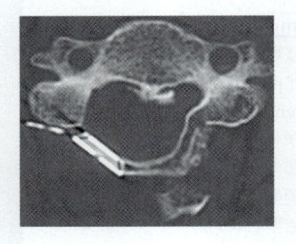

頸髄髄膜腫

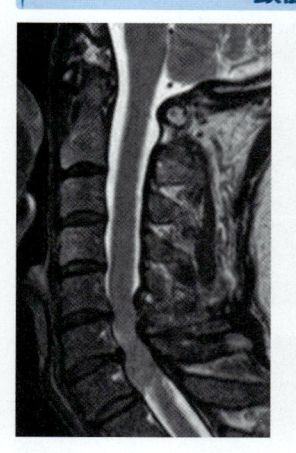

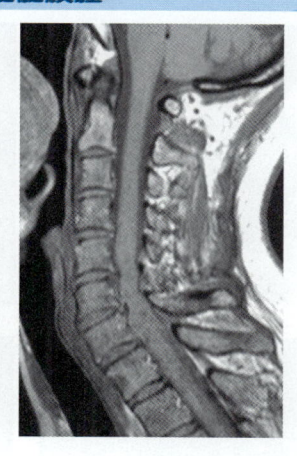

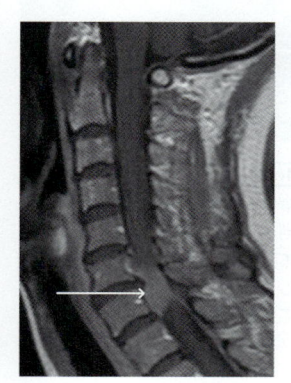

- MRI T2WI sagittal
- MRI T1WI sagittal
- MRI 造影 T1WI sagittal

一見 T1WI,T2WI だけでは脊柱管狭窄症のように見えるが,造影 T1WI を撮影することで診断が容易になる.

腫瘍は均一に造影され,頭蓋内と同様に硬膜から発生する腫瘍で,dural tail sign を呈することがある.

頸髄神経鞘腫

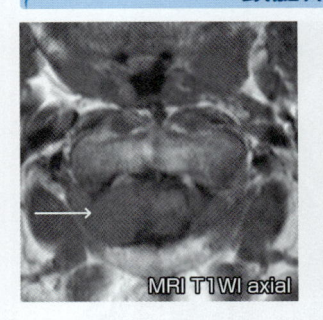

MRI T1WI axial

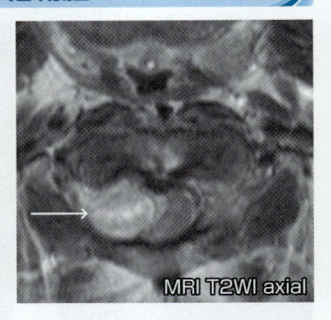

MRI T2WI axial

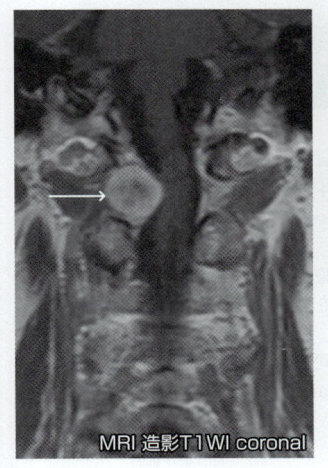

MRI 造影T1WI coronal

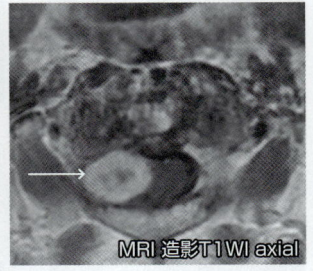

MRI 造影T1WI axial

Memo

脊髄神経根から発生する腫瘍で原則として後根から発生する．

本症例は第1頸髄神経根から発生しており，硬膜管を左方に圧排している．

腰椎椎間板ヘルニア

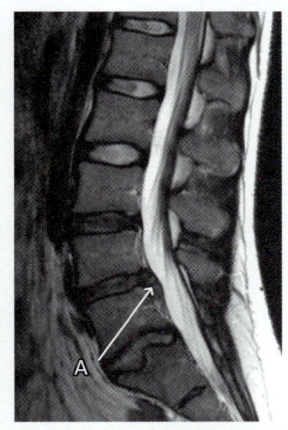

← MRI T2WI sagittal

第4腰椎と第5腰椎の間に椎間板ヘルニアを認める(A).

頸椎椎間板ヘルニアと異なり,硬膜管が太いため,sagittalではわかりにくいことが多い.神経症状と照らし合わせてaxialを確認する.

ヘルニア突出は椎間板後方,上下あるいは左右,正中など場所は様々である.

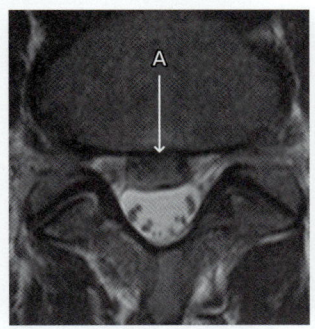

↑ MRI T2WI axial 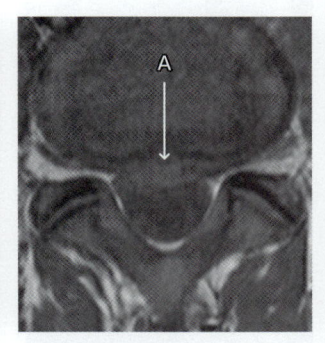　　↑ MRI T1WI axial

腰椎椎間板ヘルニア（摘出後）

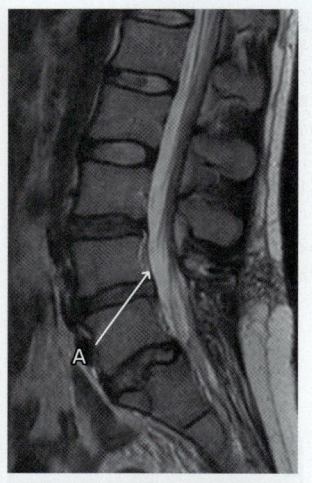

← MRI T2WI sagittal

第4腰椎と第5腰椎の間に認めていた椎間板はほぼ摘出されている（A）．

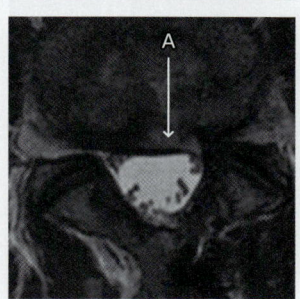

↑ MRI T2WI axial

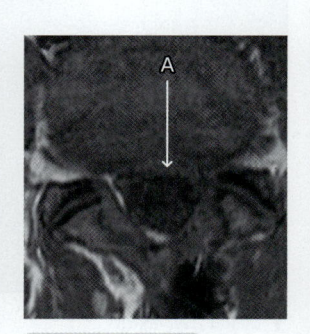

↑ MRI T1WI axial

腰部脊柱管狭窄症

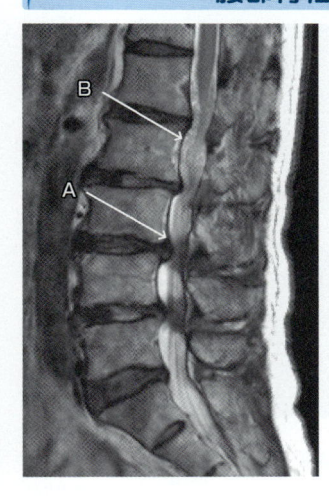

← MRI T2WI sagittal

腰椎・椎間板・黄色靱帯の変性により，第2腰椎から第5腰椎にかけて多椎間に至る高度脊柱管狭窄をきたしている．

高度狭窄には神経根のたわみがみられることがある（B）．

↙ MRI T2WI axial
↓ MRI T1WI axial

椎間板ヘルニアと同様に，診断には axial が最も有用である（第3第4腰椎間）．

A：椎間板ヘルニア．
B：たわんだ馬尾神経．
C：肥厚した黄色靱帯．
D：絞扼された硬膜管．

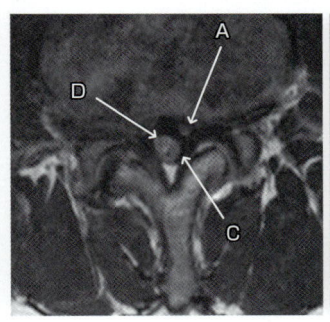

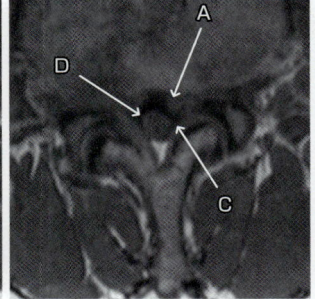

腰部脊柱管狭窄症（椎弓部分切除後方除圧術後）

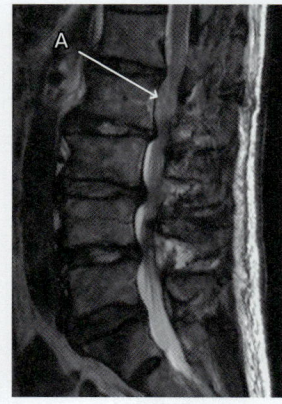

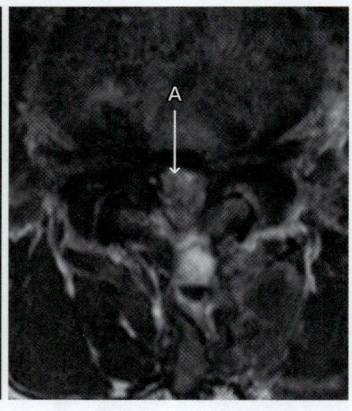

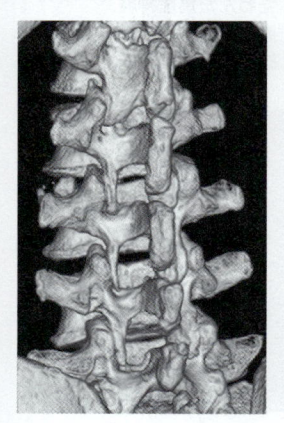

◤ MRI T2WI sagittal
↑ MRI T2WI axial（第3第4腰椎間）

馬尾神経のたわみは改善され，硬膜管の圧排も改善されている．

← 3D-CT

腰椎を背側左後方から見たもので，椎弓部分切除の範囲を示している．

脊髄空洞症

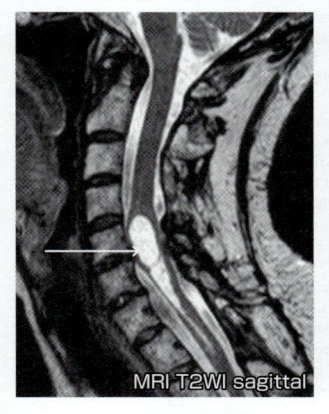

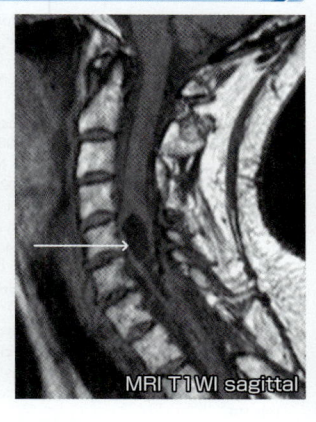

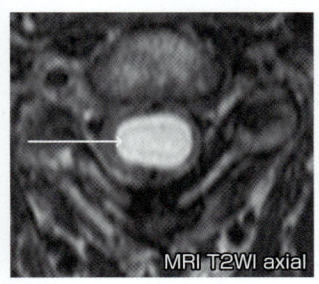

MRI T2WI sagittal

MRI T1WI sagittal

MRI T2WI axial

Memo

脊髄内に空洞ができる病態.

髄液貯留のため, T1(低信号), T2(高信号)で, T2WI が診断に最も有用である.

原因は腫瘍・炎症・外傷・脊髄梗塞・特発性・先天性など様々.

文 献

1 ）Nagahata M, et al.: Basi-parallel anatomical scanning(BPAS) MRI: a simple MRI technique for demonstrating the surface appearance of the intracranial vertebrobasilar artery. Nippon Acta Radiologica 2003; 63: 582-584.
2 ）吉田和道：Black blood MRI による非侵襲的頸動脈プラーク性状評価. No Shinkei Geka 2005; 33: 235-241.
3 ）Al-Okaili RN, et al.: Advanced MR imaging techniques in the diagnosis of intraaxial brain tumors in adults. Radiographics 2006; 26: S173-189.
4 ）Melhem ER, et al.: Diffusion tensor MR imaging of the brain and white matter tractography. AJR Am J Roentgenol 2002; 178: 3-16.
5 ）North American Symptomatic Carotid Endarterectomy Trial Collaborators: Beneficial effect of carotid endarterectomy in symptomatic patients with high-grade carotid stenosis. N Engl J Med 1991; 325: 445-453.
6 ）European Carotid Surgery Trialists' Collaborative Group. Randomised trial of endarterectomy for recently symptomatic carotid stenosis: final results of the MRC European Carotid Surgery Trial (ECST). Lancet 1998; 351: 1379-1387.
7 ）Powers WJ, et al.: The effect of hemodynamically significant carotid artery disease on the hemodynamic status of the cerebral circulation. Ann Intern Med 1987; 106: 27-34.
8 ）Grant EG, et al.: Carotid artery stenosis: grayscale and Doppler ultrasound diagnosis: Society of Radiologists in Ultrasound consensus conference. Ultrasound Q 2003; 19: 190-198.
9 ）von Reutern GM, et al.: Grading carotid stenosis using ultrasonic methods. Stroke 2012; 43: 916-921.
10）Whisnant JP, et al.: Classification of cerebrovascular diseases III. Special report from the National Institute of Neurological Disorders and Stroke. Stroke 1990; 21: 637-676.
11）Gross BA, et al.: Natural history of cerebral arteriovenous malformations: a meta-analysis. J Neurosurg 2013; 118: 437-443.
12）Cognard C, et al.: Cerebral dural arteriovenous fistulas: clinical and angiographic correlation with a revised classification of venous drainage. Radiology 1995; 194: 671-680.
13）Gross BA, et al.: The natural history of intracranial cavernous malformations. Neurosurg Focus 2011; 30: E24.
14）Lasjaunias P, et al.: Developmental venous anomalies(DVA): the so-called venous angioma. Neurosurg Rev 1986; 9: 233-242.
15）Yildiz H, et al.: Intracranial lipomas: importance of localization. Neuroradiology 2006; 48: 1-7.
16）Liu P, et al.: MR imaging of epidermoids at the cerebellopontine angle. Magn Reson Med Sci 2003; 2: 109-115.
17）Akiyama Y, et al.: The diagnostic value of 123I-IMP SPECT in non-Hodgkin's lymphoma of the central nervous system. J Nucl Med 2000; 41: 1777-1783.
18）Sun Z, et al.: Surgical resection of cerebellar hemangioblastoma with enhanced wall thickness: A report of two cases. Oncol lett 2015; 9: 1597-1599.

19) Bathla G, et al.: MRI and CT appearances in metabolic encephalopathies due to systemic diseases in adults. Clin Radiol 2013; 68: 545-554.
20) Bathla G, et al.: Neuroimaging in patients with abnormal blood glucose levels. AJNR Am J Neuroradiol 2014; 35: 833-840.
21) Schwartz RB, et al.: Hypertensive encephalopathy: findings on CT, MR imaging, and SPECT imaging in 14 cases. AJR Am J Roentgenol 1992; 159: 379-383.
22) Manzo G, et al.: MR imaging findings in alcoholic and nonalcoholic acute Wernicke's encephalopathy: a review. Biomed Res int 2014; 2014: 503596.
23) Milligan TA, et al.: Frequency and patterns of MRI abnormalities due to status epilepticus. Seizure 2009; 18: 104-108.
24) Masdeu JC, et al.: Open-ring imaging sign: highly specific for atypical brain demyelination. Neurology 2000; 54: 1427-1433.
25) Kallenberg K, et al.: Creutzfeldt-Jakob disease: comparative analysis of MR imaging sequences. AJNR Am J Neuroradiol 2006; 27: 1459-1462.

索引

■和　文

あ
アセタゾラミド負荷　79
アテローム血栓症　89
アテローム血栓性脳梗塞　91
鞍背　3

い
遺残原始三叉神経動脈　54
一過性脳虚血発作　88

う・え
迂回槽　28, 59
縁上回　36
延髄　35

お
横静脈洞　26
黄色靱帯　38, 39, 157
オープンリングサイン　146

か
外耳道　3
外傷性くも膜下出血　108
開窓　53
外側溝　29
海馬　28, 33
蓋板　35
海綿状血管腫　122
海綿静脈洞部硬膜動静脈瘻　120
解離性動脈瘤　18
下顎骨　2, 4, 5
下関節突起　6
下丘　28, 59
角回　36
拡散強調画像　14
拡散テンソル画像　24
下垂体　35

下垂体腺腫　130
下垂体前葉ホルモン　131
下垂体柄　28, 32
下前頭溝　25
顎導出静脈　47
ガドテリトール　136
眼窩　5
眼窩骨折　109
眼窩内脂肪　19
冠状断　11
冠状縫合　2, 3, 4
環椎　2, 6, 62
眼動脈　44
緩和現象　10

き
偽腔　115
脚間窩　59
嗅索　32
急性硬膜外血腫　106
急性硬膜下血腫　105
橋　33, 35
頬骨　4, 5
胸椎　7, 8
棘突起　6, 7, 8, 38

く
くも膜下出血　102
くも膜嚢胞　124
クリップ　112

け
頸髄神経鞘腫　154
頸髄髄膜腫　153
頸椎　2, 6, 62
頸椎 CT bone window　62
頸動脈狭窄測定　77
頸動脈プラーク　21
頸部 CTA　49
頸部 MRA　49
頸部内頸動脈狭窄症　50
血管エコー像　85

血管芽細胞腫　140
血管溝　3

こ
コイル　78, 113, 114, 119, 120
後下小脳動脈　18
高血圧性脳出血　96
高血圧性脳出血のタイプ　97
高血圧性症　143
後交通動脈の分岐（正常血管）　52
後縦靱帯　38
後縦靱帯骨化症　151
後縦靱帯骨化症（椎弓形成術後）　152
硬膜　16
硬膜外脂肪層　40
硬膜管　40, 157
硬膜動静脈瘻　118
硬膜動静脈瘻の分類　119
交連線維　24
骨髄内脂肪　19
コリン　23

さ
最大値投影法　41
左右差（正常血管）　51
サルカス　30
三半規管　33

し
四丘体槽　29, 35, 60
軸位断　11
軸椎　6, 62
軸椎歯突起　2
視交叉　32
篩骨洞　2
視索　28
歯状核　34
視床出血　97, 99

索引

矢状断	11
矢状縫合	2, 4
視神経	32
脂肪	12, 16, 19
視放線	24, 29
脂肪抑制法	19
ジャイラス	30
収縮期最高速度	86
上顎洞	2, 3, 5
上眼窩裂	2
上関節突起	8
上丘	29, 60
上矢状静脈洞(SSS)	26, 34, 47
硝子体	12, 13, 15
上前頭溝	25, 31
上大脳静脈	26
小脳出血	96, 101
小脳虫部	34, 60
静脈性血管腫	123
静脈洞交合	26
上脈動脈	74
シルビウス裂	25, 29, 32, 33, 36, 60
神経芽腫	135
神経膠腫	134, 135
神経根	20, 38
神経根鞘	20
神経線維束	24
心原性脳梗塞	92

す

髄液	12
錐体骨	4
錐体骨縁	2
錐体路線維	24
髄膜腫	16, 126
髄膜瘤	16, 126
スコッチテリア像	9

せ・そ

正円孔	2
星細胞腫	134
脊髄	20, 37, 38
脊髄空洞症	159
脊髄硬膜動静脈瘻	20, 121

脊柱管	20
脊椎椎間板ヘルニア	149
脊椎椎間板ヘルニア(前方除圧固定術後)	150
前交通動脈	43
前交通動脈開窓	53
前交通動脈瘤	112
前床突起	3
前大脳動脈	35
仙椎	8
前頭洞	2, 5
前頭弁蓋	29, 33
側頭弁蓋	29, 33

た

第2頸椎歯突起	2
第4脳室外側孔	27
大後頭孔	4
代謝性脳症	141
代謝物質	23
帯状回	30, 33, 35
大槽	27, 34, 35
大腿動脈	74
大脳鎌	60, 61
大脳脚	28
大脳半球間裂	30
多発性硬化症	146
淡蒼球	29, 60

ち

中心溝(セントラルサルカス)	25, 30, 31, 35, 36
中心後回	31
中心後溝	25
中心前回	30, 31
中心前溝	25, 31
中前頭溝	25
鳥距動脈	46
蝶形骨洞	3
蝶形骨稜	2
聴神経腫瘍	128
直静脈洞	34

つ

椎間関節	6, 7, 8, 9

椎間腔	8
椎間孔	6, 8
椎間板	37, 39
椎弓	6, 37, 38
椎弓根	6, 7, 8
椎骨動脈	18, 42, 45, 46
椎骨動脈解離性動脈瘤	115
椎体	6, 7, 8, 38

て

低血糖性脳症	142
低酸素虚血性脳症	141
テールサイン	127
転移性脳腫瘍	136
てんかん重積発作	145

と

島	29, 32, 33, 60
頭蓋咽頭腫	132
頭蓋内原発悪性リンパ腫	139
頭蓋内脂肪腫	125
橈骨動脈	74
導出静脈	116
頭頂間溝	25
頭部CT	58
頭部CT bone window	55
透明中隔	30
トラクトグラフィ	24
トルコ鞍	3

な

内頸動脈	42, 43, 44
内頸動脈巨大脳動脈瘤	111
内頸動脈-後交通動脈分岐部脳動脈瘤	114
内耳道	33, 129
ナイダス	116
内包後脚	60

に

乳酸	23
乳頭体	35

乳様突起	2, 4	分水界	91	■欧 文	
の		**へ・ほ**		**A**	
脳回	30	平均通過時間(MTT)	83	adult type	52
脳幹出血	96, 100	壁在結節	132	Allen テスト	74
脳幹出血の痕跡	17	放線冠	61, 93	AT(acoustic tumor)	128
脳血液量(CBV)	83	**ま・み**		axial	11
脳血流量(CBF)	84	慢性硬膜下血腫	104	**B**	
脳溝	30	水抑制画像	13	BAD(branch atheroma-	
脳梗塞の分類	89	未破裂脳動脈瘤	113	tous disease)	93
脳挫傷	107	脈絡叢	16	black blood imaging	21
脳出血	96	**む・も**		BPAS(basi-parallel	
脳脊髄液	37, 39	無症候性微小出血	17	anatomical scanning)	18
脳卒中の分類	88	もやもや血管	94	**C**	
脳底槽	59	もやもや病	94	caput medusa	123
脳底動脈	18, 33, 35, 42, 45, 46	**よ**		CBF(Cerebral Blood	
脳底動脈開窓	53	腰椎 3D CT	65	Flow)	84
脳動静脈奇形(AVM)	116	腰椎 CT bone window	64	CBV(Cerebral Blood	
脳動脈瘤	110	腰椎椎間板ヘルニア	155	Volume)	83
脳膿瘍	147	腰椎椎間板ヘルニア(摘		Cognard 分類	119
脳静脈	16	出後)	156	cone-beam CT	78
脳葉型出血	96	腰部脊柱管狭窄症	157	coronal	11
脳梁	29, 33, 35	腰部脊柱管狭窄症(椎弓部		craniopharyngioma	132
脳梁膝	29	分切除後方除圧術後)	158	Creutzfeldt-Jakob 病	148
は		**ら**		CTA(CAS 後)	70
馬尾神経	39, 157	ラクナ梗塞	90	CTA(正常)	67
半卵円中心	30	ラムダ状縫合	2, 3, 4	CTA(石灰化)	69
ひ		**り・る**		CTA の撮影法	66
ピーク到達時間	84	流入動脈	116	CT bone window	
被殻	29, 60	類表皮腫	138		55, 62, 64
被殻出血	97, 98	**ろ**		CT perfusion 画像	83
皮下脂肪	19	肋骨	7	CT venography	48
尾状核	29	肋骨突起	8	**D**	
尾状核頭	60			diffusion tensor image	
微小腺腫	131			(DTI)	24
ビタミン B₁ 欠乏	144			drainer	116
ふ				DSA	77, 78
プラーク	21, 86			DSA の撮影法	73
プロトン	10			DSA の準備	75
プロトン密度強調画像	15			DSA の使用機材	76
分枝粥腫病	93			DSA の穿刺部位	74
				DTI トラクトグラフィ	24

dural tail sign 127, 153	MRI の原理 10	**T**
DWI (diffusion-weighted image) 14	MRI の撮像方向 11	
	MRI の注意点 10	T1WI (T1 weighted image) 16
E・F	MR myelography 20	T1 強調画像 16
	MR surface rendering 25	T2WI (T2 weighted image) 12
ECST 法 77	MR SR venography 26	
fat suppression 19	MR venography 47	T2 強調画像 12
feeder 116	MR スペクトロスコピー 23	T2*(T2* weighted image) 17
fenestration 53		
fetal type 52	MS (multiple sclerosis) 146	99mTc-HM-PAO 81
FLAIR (fluid attenuated inversion recovery) 13	MTT (Mean Transit Time) 83	TIA (transient ischemic attacks) 88
flow void 12, 13, 15		201TICI 82
functional MRI (f-MRI) 22	**N**	Towne 法 4
	NAA 23	TTP (Time to Peak) 84
Fusion 画像 82	NASCET 法 77	
G	nidus 116	**V・W**
Galen 大静脈 48	N-アセチルアスパラギン酸 23	volume rendering (VR) 26
gyrus 30		Waters 法 5
		Wernicke 脳症 144
H・I	**O・P**	
Hounsfield unit (HU) 57	OPLL (ossification of posterior longitudinal ligament) 151	**X**
123I-IMP SPECT dual table ARG 79		X 線（胸椎） 7
	PDWI (proton density weighted image) 15	X 線（頸椎） 6
L		X 線（頭部） 2
Labbé 静脈 26, 47, 48, 119	peak systolic velocity (PSV) 86	X 線（腰椎） 8
Luschka 孔 27	PET-CT 137	**■数　字**
	PICA 18	3D-MIP 41
M	PPT (persistent primitive trigeminal artery) 54	3D surface rendering 41
Magendie 孔 27		3D translucent 41
meningioma 126		4D-CTA 71
microadenoma 131	**R**	
micro bleeds 17	RIND (reversible ischemic neurological deficit) 88	
Monro 孔 29	Rosenthal 脳底動脈 48	
MRA 41		
MRA（全血管） 42	**S**	
MRA（椎骨動脈） 45, 46	sagittal 11	
MRA（内頸動脈） 43, 44	sulcus 30	
MRA（脳底動脈） 45, 46	surface rendering (SR) 25	
MRI FLAIR 27	Sylvian vallecula 59	
MRI（脊椎・頸椎） 37	S 状静脈洞 26, 119	
MRI（腰椎） 39		

- **JCOPY** 〈(社)出版者著作権管理機構 委託出版物〉
  本書の無断複写は著作権法上での例外を除き禁じられています．複写される場合は，そのつど事前に，(社)出版者著作権管理機構（電話 03-3513-6969，FAX 03-3513-6979，e-mail：info@jcopy.or.jp）の許諾を得てください．
- 本書を無断で複製（複写・スキャン・デジタルデータ化を含みます）する行為は，著作権法上での限られた例外（「私的使用のための複製」など）を除き禁じられています．大学・病院・企業などにおいて内部的に業務上使用する目的で上記行為を行うことも，私的使用には該当せず違法です．また，私的使用のためであっても，代行業者等の第三者に依頼して上記行為を行うことは違法です．

ナースのための
かんたん脳・脊髄画像の見かた・読みかた

2016 年 4 月 15 日　初版第 1 刷発行

ISBN 978-4-7878-2222-2

編　集	片岡丈人
発行者	藤実彰一
発行所	株式会社 診断と治療社
	〒 100-0014　東京都千代田区永田町 2-14-2　山王グランドビル 4 階
	TEL：03-3580-2750（編集）　03-3580-2770（営業）
	FAX：03-3580-2776
	E-mail：hen@shindan.co.jp（編集）　eigyobu@shindan.co.jp（営業）
	URL：http://www.shindan.co.jp/
表紙デザイン	長谷川真由美
印刷・製本	広研印刷株式会社

©Taketo KATAOKA, 2016. Printed in Japan.　　　　　　　　　　　　　　　　[検印省略]
乱丁・落丁の場合はお取り替えいたします．